健康 Smile 35

健康Smile 35

癮食

權威醫師的不肥胖營養處方

尼爾・柏納德（Neal Barnard）/著

李延輝/譯

BREAKING THE FOOD SEDUCTION

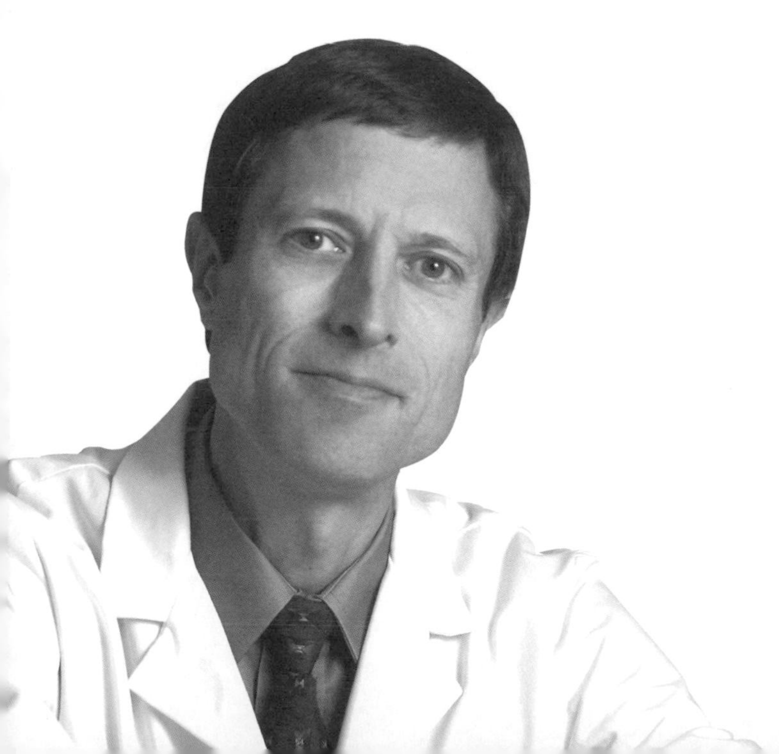

健康smile.35 **癮食・權威醫師的不肥胖營養處方**

原書書名 Breaking The Food Seduction
原書作者 尼爾・柏納德（Neal D. Barnard）
譯　　者 李延輝
美　　編 劉桂宜、李緹瀅
主　　編 高煜婷
總 編 輯 林許文二

出　　版 柿子文化事業有限公司
地　　址 11677臺北市羅斯福路五段158號2樓
業務專線 （02）89314903#15
讀者專線 （02）89314903#9
傳　　真 （02）29319207
郵撥帳號 19822651柿子文化事業有限公司
投稿信箱 editor@persimmonbooks.com.tw
服務信箱 service@persimmonbooks.com.tw

業務行政 鄭淑娟

初版一刷 2010年05月
二版一刷 2015年05月
定　　價 新臺幣320元
I S B N 978-986-6191-76-3

歡迎走進柿子文化網 http://www.persimmonbooks.com.tw

搜尋：柿子文化

粉絲團：柿子文化 — 小柿子波柿萌

～柿子在秋天火紅 文化在書中成熟～

國家圖書館出版品預行編目(CIP)資料

癮食・權威醫師的不肥胖營養處方／尼爾・柏納德（Neal Barnard）作；李延輝譯－二版－臺北市：柿子文化，2015.05；　面；　公分－（健康smile；35）
譯自：Breaking The Food Seduction：The Hidden Reasons Behind Food Cravings--And 7 Steps To End Them Naturally

ISBN 978-986-6191-76-3（平裝）

1.健康飲食　2.營養　3.減重

411.3　　104005591

好評推薦

如果想戒除壞食物的誘惑，書中提供一些簡單有效的方法，值得參考！

——潘懷宗博士，國立陽明大學醫學院藥理教授、臺北市議員

柏納德博士是今日美國醫藥界最負責任、也最具權威的聲音！

——Andrew Weil，美國整合醫學基金會創辦人、紐約時報暢銷書作家

柏納德博士既出色又有卓越見解，他是教育大眾飲食和營養療癒力量的先驅之一。

——Dean Ornish，美國預防醫學研究中心創辦人暨總裁

終於出現一本書告訴我們為何某些食物那麼容易讓人上癮，並提供各個攻破的方法。書中的說明、菜單和美妙食譜都有良好的醫學基礎，會幫助你打敗食物癮頭、改善你的健康，並讓你重新掌握你的人生。

——John J. Pippin，美國庫柏醫療中心心血管醫療部門主管

這本了不起的實用書籍列出了簡單且經過證實的方式，幫助我們擺脫惱人的飲食習慣。

《癮食・權威醫師的不肥胖營養處方》同時也告訴我們，食物如何讓人上癮——這是大多數讀者從未懷疑過的驚人事實。只要你會吃東西，而且想要擁有健康，就不能錯過這本書。

——Hans A. Diehl，冠狀動脈健康促進計畫主持、生活型態醫學中心委員會主席

《癮食．權威醫師的不肥胖營養處方》根據可靠的研究，並由知名醫師及研究人員撰寫而成。這本書中肯地處理了一些我們所面臨最迫切的營養問題——除了我們應該吃的食物外，還要找到方法擺脫那些讓很多人無法享受健康生活的習慣。《癮食．權威醫師的不肥胖營養處方》還包括美味誘人的飲食計畫及食譜，相信會對我們的健康產生重大影響。

——Henry J. Heimlich，女執事醫院Heimlich中心、海姆利赫異物梗塞急救法發明人

柏納德博士多年來一直在倡導健康的營養概念，現在，他的訊息已經受到了重視。

——William C. Roberts，《美國心臟病學雜誌》主編、貝勒心血管疾病研究所主任

讀者體驗迴響

- 我的皮膚變得很好，過去六週我瘦了七公斤。
- 我在去年的夏天讀了這本書，遵循書裡的指示，我在一個月內瘦了九公斤！
- 減去15%的體重、膽固醇下降30%，目前還不斷下降中。
- 這是我執行計畫的第三週，大家都發現我的腰圍少好幾英寸！
- 我激動地發現感覺變得不同了，也看到減重的效果。
- 這個計畫沒有我想像中的困難，而且最棒的是我不再有對上癮食物的欲望。
- 他的書非常發人省思，而且他的建議和處方非常有用！
- 在極短的時間內，這本書完全改變我的飲食方式。
- 我很珍惜這本書，因為它是可信任、可執行的。
- 偉大的作品！我深信他的想法可改善整個國家的健康和經濟。
- 本書的資訊具有科學根據，真實而且令人難以置信的有用。
- 本書適合想要降低任何疾病風險、想減重，或者是只想要健康瘦下來的人。
- 我之前先看過《救命飲食》，而這本書也應該要一起看。
- 本書是一顆救命丹。
- 過去幾年我閱讀了許多健康書和飲食書，但這本是其中最棒的一本！
- 我向那些想要改變健康的人強烈推薦這本書。
- 此書連沒有醫療背景的初學者都可以輕鬆閱讀。
- 這是我買過最容易閱讀的營養書，我給予它很高的評價。
- 這本書是我讀過最好的營養書。
- 這本書讀起來令人愉快，明確點出被食物控制的我們。
- 什麼東西會給你需要的幫助，還外加一份驚喜？這本書就是！

- 柏納德醫師利用明智、合理和親切的態度，幫助你達到目標。只要你有決心，一切都不難。
- 我希望每個人都能閱讀這本書。
- 一打開書，我就捨不得放下。
- 巧妙至極的書。
- 任何想減重的人都應該要讀。
- 讀讀這本驚奇之作！
- 這是一本改變生活的書。
- 爆炸性的一本書。
- 這本書將會是一個福音。
- 充滿能量的一本書。
- 這本書是柏納德最好的作品。
- 這本書簡單易懂，高度推薦！
- 謝謝你，柏納德醫師。
- 柏納德醫師闡述了令人震驚的事實。
- 這是一本偉大的書，我百分之百推薦。
- 柏納德醫生，我非常期待你的下一本書。
- 一本書改變了我的生活！
- 我很高興自己發現這本書！
- 這本書讀起來令人愉快。
- 這是一本很棒的書，而且非常適合作為禮物。
- 我計畫要在聖誕節把這本書送給我的家人和朋友。
- 這本偉大的書可以幫助你走上正確的道路。
- 這本書實在有太多了不起的資訊啦！

CONTENTS

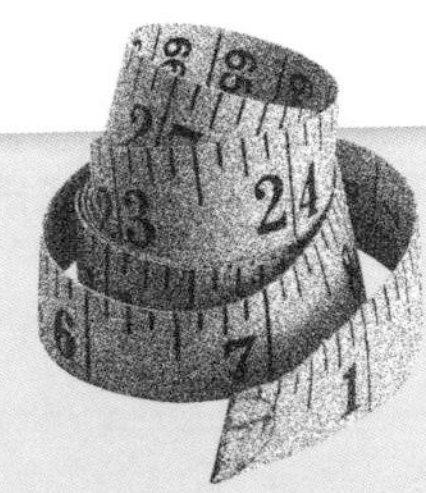

序曲

打破誘惑健康瘦

艾美「很乖」地展開她的一天。她在早餐吃了即食燕麥片加水果後便去上班，並發誓今天一定要死守節食計畫。只是一到十一點，那來自於自動販賣機的熟悉呼喚便再度出現，艾美開始覺得無力，她完全無法抗拒對巧克力的渴望，最後仍然敗給了誘惑——每次都這樣！

保羅的醫師已經警告他很多次了，如果再不想辦法降低膽固醇，就會陷入嚴重的健康問題。而他也一次又一次的宣稱，自己一定會試著減少攝取起司、肉類和其他讓膽固醇指數節節攀高的高脂食物，然而每天中午從辦公室走出來，他就是無法對街角那間披薩連鎖店視而不見，迎面飄來的香味和店內景象總是一再引誘他走進去。

蘇珊有糖尿病，她的健康完全得仰賴自己拒食任何加工垃圾食物，例如洋芋片、糖果和速食漢堡等。然而即使如此，某些垃圾食物仍是她的最愛，她明明知道不應該，卻還是繼續吃那些東西，然後覺得自己對改善生活完全無能為力。

食物是如何取悅你的？上述的故事有沒有哪一個聽起來很耳熟？巧克力和甜點是否太常打敗你的意志力，使你自己都覺得厭惡？你所習慣的飲食是否讓你的體重直直升高？它是否讓你的心臟醫師緊張得半死？或是可能會導致高血壓、糖尿病、關節疼痛或偏頭痛等症狀？

你可能是一位甜甜圈、雙層培根起司堡、薯條、糖果棒或油滋滋速食雞塊的自願犧牲者——不論它們對你的腰圍和健康有何影響。但更可能的是，你只能眼睜睜看著自己違背那些更好的判斷，硬生生被拖上一條不健康的道路。其實，導致這個窘境的問題不在於你不知道自己該採行哪種飲食，而是你實在太容易被誘入歧途了。

你陷入了誘惑，雖然你告訴自己：「我知道不該這樣。」可是那味道和香氣就像惑人女妖的歌聲般聲聲呼喚，讓你幾乎沒有抵抗的希望。我們都喜愛食物，有時甚至迷戀它們，即使它們不會回報同樣的愛。愛應該是照顧養護，甚至是心靈鼓舞，然而有時我們對食物的熱情卻跳過了愛變成束縛。

這本書就是要告訴你這種「食物戀」背後讓人震驚的一面，而其中最令人驚喜的，可能是你最後將能奪回主導權。如果你對這種可能性不是那麼確定，這裡有兩個基本的事實應該先讓你知道……

第一，某些飲食習慣是生理性的。驅使你走向冰箱的，其實並不是暴食症、意志力薄弱或口腔期性格——至少大部分都不是。食物會扮演那樣的角色並不是你的錯，而是食物本身的某個特殊屬性讓它們變得如此容易令人上癮。舉例來說，巧克力具有麻醉效果，並且能在大腦的愉悅中心刺激某種化學物質的分泌，讓你離不開它。

第二，打破惡劣飲食習慣的能力，主要也都是生理性的。也就是說，只要調整你的整體飲食，改而力行優良健康的模式，你的血糖就能維持平穩，你的食欲控制荷爾蒙才會為你工作，而不是對抗你。如此一來，你對誘惑就會更有抵抗力，吃零食和暴飲暴食的機率也會降低。你甚至能夠在一個基礎穩固的方式下重新建立自己的味覺，把壞飲食習慣遠遠甩開，像一張乾淨的白紙展開新生活。

我們經常想單靠意志力來強行把壞習慣趕走，例如：「我絕不再吃第二片餅乾！」、「我可以對巧克力說『不』！」、「我絕對不再把任何一根薯條放進嘴裡！」當然啦！這些決心都在幾分鐘內就瓦解消融，而我們又回到了問題的原點。

驅使你走向冰箱的往往不是暴食症、意志力薄弱或口腔期性格，而是食物本身的某個特殊屬性讓你對它們上癮。

想想看，如果你只是很單純的不被垃圾食物吸引，事情會有多簡單！如果你的血糖和荷爾蒙都維持在一個完美的水準，使你再也不會被那些你一直努力想要擺脫的食物吸引，又會是多麼輕鬆！這就是我們的目標。當然啦！本書還是會針對你每天該吃什麼提出好的建議，不過，一旦你的身體達到更好的平衡時，改變你的飲食方式將會在瞬間變得容易多了。

打破誘惑的魔咒

本書以學術研究調查為基礎，這些研究已經檢視調查出不同的食物如何影響我們的健康，以及人類是如何從一種飲食模式轉換到另一種。過去數年間，我和同事在我們位於華盛頓的研究中心主導進行了許多類似的調查，人們迫切渴望降低自己的膽固醇指數、減輕體重、控制糖尿病，或是為了解決其他健康問題而來到我們辦公室。我們的醫師、營養學者和營養師會提供設計周密的餐食，然後追蹤這些食物如何對體重、膽固醇、血糖甚至是荷爾蒙指數，以及其他許多生化因子產生影響。在這個過程中，我們的小組也會研究特定的因子以協助人們打破舊有的飲食習慣，展開全新的生活習性。幾年下來，我們已經找到協助人們走上全新健康道路的最好方法。雖然許多醫師對於人們打破惡習的能力仍抱持不樂觀的態度，但我們已經有了和他們完全相反的看法。我們找到了方法，可以協助人們懷抱自信地在日常生活中改變飲食習慣。

瑪莉・安就是參與我們研究的一個真實案例，她非常積極的投入這個飲食調整計畫（你很快就會讀到），並且打破了纏困她多年的惡性循環。她現在已經可以對那些會導致長期肥胖的食物置之不理，有時甚至還會忘記它們的存在。在整個過程中，她輕輕鬆鬆就甩掉了大約二十公斤。

數個月後，在一次渡假旅行中，她有機會再次品嚐那些可能背叛健康的危險食物，並且驚喜的發現魔咒被打破了——她不再是它們的俘虜！「當我思索過這些現象，我明白自己已經產生了極大的轉變。若要清楚解釋這件事，最好的說法是：食物對我來說就只是——食物。那種感覺就像是再也沒有任何力量在壓迫我，這真的是非常出乎意料的結果，而我甚至不確定它是怎麼發生的。不過，現在輪到你了！」她所做的就只是遵循你將在書中看到的簡單飲食調整，不但容易得不得了，而且像魔法般有效。

除了不再受誘惑向命運屈服，她同時也拋開那些不健康的食物，並且覺得自己比以前任何時候都好。許多人都已經有同樣的體驗，你也可以！

我舉個例子說明，讓你看看這些簡單的飲食調整是如何讓你在面對誘惑時能有更多抵抗力。西元一九九九年，一群波士頓兒童醫院的研究人員針對青少年男孩的早餐做了一項實驗。他們讓男孩們以典型的即食燕麥為早餐，接著追蹤他們在這一天裡吃點心的狀況——就像所有的男孩子一樣，他們幾乎整天都埋在點心堆裡。然後研究人員重複同樣的實驗，但做了一個小小的改變：把即食燕麥改成傳統燕麥。好！燕麥片當然是一種非常健康的食物，它富含複合碳水化合物，能在消化過程中釋放天然糖分進入你的血管轉換成能量。只是，燕麥一旦變成「即食」，就表示它被切得很細，這不但讓它能被迅速地煮熟，同時也使它變得能非常快速地被消化，造成血糖急遽上升又下降——你的食欲很快又回來報到！傳統燕麥因為沒有精製加工過，所以會讓麥子保持較完整的狀態，它們會一點一點地把糖分釋放到你的血管中，維持血糖的穩定，因此你不會很快就又感到飢餓。

單一食物的小小改變，竟然就產生大大的不同結果。研究小組發現，單單只是把早餐的即食燕麥片換成傳統燕麥，男孩們當天的點心量就少35%。男孩們想吃點心的欲望輕易地被凍結了，而且，一整個上午都情況良好，如果午餐也以同樣的用心來準備，效果將會延長至整個下午。

當然啦！要打敗飲食習性和誘惑還有其他許多方法，而這個小例子讓我

只是將早餐的即食燕麥片換成未精製過的傳統燕麥，男孩們當天的零食量就減少了35%。

們一窺這有多容易！與其奮力掙扎、鼓起意志力強迫自己改變，更簡單的方法是讓自己在面對食物欲望時能有更多「天然抵抗力」。某些食物藉著降低飢餓感數小時、保持血糖穩定和避免你因為荷爾蒙不協調而引爆食欲等，就能自動達到對抗誘惑的目標。

瑪莉・安告訴我們，對於她飲食改變的結果，她特別喜愛的部分是：

「我可以在少女部而非淑女部門採購、舒服自在地坐進地鐵座位，還有看到別人在第一眼沒能認出我時的驚訝表情——這些美妙的事都會發生。人們不會去探究我是如何甩掉那二十公斤，不過我很清楚，只有我內在生理和情緒上的改善，才能帶來真正的快樂。在我轉換到健康的飲食後，我的空腹血糖值在短短三個月裡從132mg/dl掉到85mg/dl，我的血壓則在六個月內從142/96mmHg降到126/78mmHg。我覺得棒透了，感覺全身充滿活力，我從來不覺得飢餓，也不曾感到被剝奪了什麼，更不曾像以往節食時那樣，變得暴躁易怒。我很愛看著自己的餐盤，並且知道上頭的每一樣東西都是真的對我有好處。」

她已經打破了食物的誘惑！她的經驗，以及你將在書中看到許多其他人的經驗，都是非常美好的，而你，也可以擁有和他們同樣美好的體驗。

夠了就是夠了

食物不是我們的敵人，它們滋養身體並帶給我們愉悅，然而有時候夠了就是夠了。幾年前，我正在準備進行一趟國外長途旅行時，一位職員走進我的辦公室並且關上了門。她要求我不要像以前出國時那樣，帶任何巧克力回來。我完全不知道，那些看起來無害的巧克力棒激化了誘惑，導致她每天都得到樓下的食品店報到。它們像怪物般堆滿了她的桌子，虎視眈眈地準備在她咬下第一口時把脂肪打包送進她嘴中。然而，這只是這件事的冰山一角，眼睜睜看著自己的大腿愈來愈粗完全是另外一回事，她再也受不了了！

密西根大學的研究人員們找出了巧克力的真相。在一項研究調查中，他們給二十六位自願受試者注射了一種名字叫做納洛酮（Naloxone，譯註：一種嗎啡解毒劑）的藥物，然後把滿滿一盤士力架巧克力棒、M&M巧克力、巧克力脆片餅乾和Oreo巧克力餅放在他們面前。一般情況下，這些零食應該很快就會被一掃而空，然而藥物阻斷了大腦對巧克力的欲望，讓一條巧克力棒變得比一塊乾麵包皮更不讓人興奮。

納洛酮是一種鴉片類麻醉藥拮抗劑（譯註：即解毒劑），也就是說，它會阻斷海洛因、嗎啡和其他麻醉劑對大腦的作用——它同樣也阻斷了巧克力的誘惑。這項研究顯示，巧克力的吸引力並非來自於柔滑的口感或深棕色的外表，它和嗎啡一樣會刺激腦部同樣的區域，從它作用的所有意義以及目的來看，巧克力其實是一種藥物——不一定是壞的那一種，也不是藥效很強的那一種，但已經強到讓我們一再回頭去找它。

差不多就在同一時期，研究人員在起司和其他乳製品也有相同的發現，它們都含有人們從沒想過會出現在那兒的化學複合成分——在人體消化時釋放出的微量鴉片。其他的研究人員則提供了更多的證據顯示，糖類、巧克力、起司、肉類和某些特定食物中，的確有某些成分讓它們與眾不同。它們並不只是挑逗味蕾而已，證據顯示它們真的會利用這樣的方法刺激腦部，讓人們很容易上癮而且非常難以掙脫，即使你發現自己體重增加或是陷入健康危機中。

丟開巧克力或起司以對付體重或膽固醇問題，跟要你戒絕蘋果或梨子是完全不同的狀況。大腦的確可以辨識水果是營養的，甚至可以監測出它們的養分，可是當它們出現在餐盤時，大腦並不會興奮到昏頭。只要你的神經系統運作正常，你隨時可以選擇吃掉它們或是轉頭走開。

會誘惑人的食物就像毒品一樣。不！別擔心，它們不會讓你唱歌、跳上

食物並不是我們的敵人，它們滋養身體並且帶給我們愉悅，然而有時候夠了就是夠了。

桌子熱舞或是搶劫便利商店，但是科學研究顯示它們確實會影響你的腦部，並且足以讓你上癮而無法自拔。有趣的是，有些食物具有這種特性，有些卻沒有，我們會在第一章裡看到為什麼會這樣。

如果你現在感到很驚恐，想像著這恐怖故事背後的意義，將是你這輩子再也不能享受巧克力或其他美食……請先放輕鬆！我的工作正是協助你了解食物的欲望和誘惑，並幫助你在它們出現的地方——你的生化系統——打敗它們。假使你真的愛巧克力、起司、洋芋片或餅乾愛到有點太超過，那麼你很快就會了解為什麼會這樣，以及該如何正確對待它們。

再次感受健康

對許多人來說，問題都是從體重開始微微增加而展開。隨著浴室愈來愈擁擠、衣服變得愈來愈緊，我們的自尊會發出警訊，如果你在此時開始節食，將會很快就發現事情沒那麼簡單，於是我們的自尊發出更大的警告；要是我們放棄減重計畫，感覺則會更糟。假使我們因為體重上升而引發其他的症狀，如關節疼痛或糖尿病等，就會覺得自己再也不是原來的我了。扭曲的飲食習慣同時也會把我們帶向高膽固醇、高血壓、消化問題或其他疾病，把我們的青春活力變成體弱多病。

當你打破誘惑並解開飲食習慣所導致的惡性循環，生理上的問題就會開始消解，你會感覺更年輕、更健康，並且有一種掌握主導權的全新感受。你會更有活力，而且會明顯展現出來。你的家人和朋友們會注意到你的改變，並且很可能會受你影響而加入你的健康之路。

我們的另一位自願受試者凱蘿說：「我一輩子都活在體重過重的狀況中，直到我改變飲食方式，才終於能夠維持住一個正常的體重和健康的生活。我現在吃得比以前好多了，而且從來不會感到飢餓，我會鼓勵任何人都來試試看。」

醫生不會告訴你的事

如果你曾經說：「我知道怎麼吃才對，只是沒有辦法完全做到。」很好，現在是把嶄新力量注入你生活的時候了。我們將從洞察糖、巧克力、起司和其他食物如何在腦部施展魔力的一些有趣內幕開始，接著在第二部告訴它們誰才是老大。如果你已經多年和某些誘惑性食物維持又愛又恨的關係，同時可能正在和體重問題奮戰，我強烈建議你務必非常仔細的讀完這整本書，並且要特別注意第二部，它將帶你進入一種全新的生理平衡狀態。如此一來，當致肥食物對著你唱誘人之歌時，你就可以毫不猶豫的把那些聲音關掉。我們將會給你七張不肥胖的處方箋，協助你建立天然的抵抗力來對抗誘惑和不健康的飲食習慣：

首先，我們會規劃你的早餐，減少當天的食欲和零食量。

第二，我們會選擇能讓你的血糖維持穩定的食物，讓你不會感到飢餓。

第三，我們會確認你的天然食欲控制荷爾蒙——纖體素（Leptin），可以在運作中發揮最大的功能。

第四，我們要打破誘惑循環——不論它們是每天、每月或是每年出現一次，也不管它們是因為荷爾蒙改變、冬季的陰冷，還是因為忙亂的工作行程所致。

第五，我們將利用適當的運動和充足的休息，來重建你最自然的每日生活節奏。

第六，我們會檢視你的交際生活是否會導致糟糕的飲食習慣，如果是，就看看怎麼解決。

第七，我們要看看有沒有其他的動力可以在你需要加強決心的時候派上用場。

如果你已經和食物纏鬥很久，而且總是處於令人不悅的失敗中，就一定會想要得到這七大處方箋所帶來的全部利益。話說回來，如果你並沒有被食物束縛得很嚴重，或者本身就是那種很輕易能打破老習慣，並且渴望能展開更健康飲食方式的人，那麼你可以略過第二部，把焦點放在第三部，那兒可以找到當你全心投入計畫時所需的一切資訊。我強烈建議你利用第三部的三週飲食計畫，那是為了撫平欲望，並且讓你在最短時間內展開全新而健康的道路所設計，結構緊湊並且只需要三個星期，就能以非常穩固的基礎改變你與食物的關係。

我會撰寫這本書，主要是對我們每天所吃的食物竟含有如此顯著卻無人知道的化學作用而感到非常驚訝。誰會想到起司有和麻醉藥作用相同的微量複合物？誰明白節食會快速消耗掉一種控制食欲的荷爾蒙？誰知道有些食物會刺激食欲，而幾乎就是同一類食物便能解決問題？還有，對許多人來說，徹底改變飲食其實比只做一點點飲食改變要容易得多？

不過，在這些驚人的事實之外，我想要對治一個臨床科學上的問題。人們很容易就被某些食物吸引，導致自己身材變形、健康崩壞，而且一次又一次的例子都顯示，差不多都是相同的那幾種食物——從來沒有人告訴我，他們就是離不開白蘿蔔和豌豆，我也從來沒遇過任何人被菠菜、甜瓜、梨子、蘿蔓萵苣綁住，會誘惑人的主要都是糖、巧克力、起司和肉類。人們通常無法了解這些食物愛戀的代價，可是我每天都在體重表和膽固醇檢測結果上見識到。

對醫生來說，人會對食物成癮是一件很明顯的事，雖然他們通常不會使用那個詞，但任何一位曾對心臟病人建議修改飲食內容的醫生都很清楚，病人一定會拚命守護那些一開始讓他（她）們出問題的食物——大量的肉品、起司和油炸食物；而大部分的醫師也不會奮力堅持己見，畢竟寫一張降膽固醇或降血壓藥的處方箋，要比正面對抗習慣的力量簡單得多。

然而，當真正的問題來自於飲食的時候，使用藥物是非常嚴重的錯誤。藥物或許可以彌補某些常見飲食習慣所造成的健康影響，但是它們通常一次

誰會想到起司含有和麻醉藥作用相同的微量複合物？誰又明白節食會快速消耗掉一種控制食欲的荷爾蒙？

只能控制一種問題。更重要的是，它們所能達到的效果是有限的，不但會產生副作用，而且從整體來看，對我們國民的醫療保健政策而言，它們都非常昂貴。然而，飲食的小改變卻可以同時對治極大範圍的健康問題，而且通常比藥物更有效、更安全。

舉例來說，降膽固醇的藥物通常都非常有效，有時候也是很必要的，可是它們對病人的體重卻一點幫助也沒有——體重在這些年來大致上也跟膽固醇指數一樣逐年攀升。同樣的，高血壓和血糖藥物的狀況也差不多，病人很可能同時被便祕或其他消化問題所困擾，而且長久下來，他們還可能是某些特定癌症的高危險群。

當藥局的收銀員把病人的錢鏘啷啷丟入收銀機時，沒有人會告訴病人一個事實：這些問題，有很大一部分是肇因於同樣幾種會造成膽固醇上升的食物。病人必須一再回到醫院去看醫師，取得一張又一張的處方箋，來一一對治其實都和飲食有關的健康問題。藥物支出的重擔和潛在的副作用危機就這樣月復一月壓在病人身上。

然而，只要朝對的飲食方向改變，並且持續得夠久，不但可以降低膽固醇，還能重新打開阻塞的動脈、縮減你的腰圍，並且降低你的血壓；如果你有糖尿病的問題，還能改善病情，甚至讓它離開你——這一切都會在同一時間發生。改變飲食能快速的解決消化問題，而且長久下來，還對罹癌風險有著明顯的良性影響。對某些人而言，改變飲食甚至可以在短期內就達到疏通動脈、預防偏頭痛和減輕經痛的效果，而且所有副作用都是好的——更有活力、增加耐力，以及延長壽命。

醫師喜歡把焦點放在處方箋上而忽視病人的飲食，這種癖好刺激了製藥產業近幾十年來的驚人成長。如今，全美每十四位醫生，就有一位藥品公司派駐的全職業務員專程服務，好讓事情能維持現狀。

同樣的，醫療產業已經知道關於食物成癮的諸多危險，卻明顯且故意不做任何處置。也就是說，醫師擅自認定病人並不想改變他們的飲食習慣——就是這種態度讓藥品公司有恃無恐。幾年以前，我和同事們計算了美國因不良飲食所造成的醫療保健支出，發現即使是最保守的估計，這些直接醫療成本每年都輕鬆衝破六百億美金。

因此，我在草擬《癮食・權威醫師的不肥胖營養處方》時，很想要直接告訴這些經常對病人和他們的飲食抱持悲觀主義的醫師們：每個人確實或多或少會對改變飲食習慣產生抗拒，不過事實是，這種抗拒可以輕而易舉的完全克服。只要一點點鼓勵，即使是我們最退縮的病人，也能徹底改變他們的飲食，漂亮的打場勝仗。

該是開始的時候了

我會用我們的學術研究來貫穿這整本書，這份研究已經幫助許多人享受到全新的健康境界。我會邀請你一同加入這個行列，展開和我們自願受試者同樣的飲食改變。這並不表示你必須和他們一樣，過來做血液檢測或其他嚴格精密的檢查，因為我們已經知道什麼才是幫助人們更健康的有效方法，而你可以輕易的做到同樣的事。

所以，讓我們開始吧！如果打破舊有習慣並踏上另一種更新、更健康的道路對你來說頗為困難，你很快就會看到什麼原因導致了這個現象，以及克服它的答案。

首先，我會要求你把「飲食習慣純粹只是個人問題，而要解決問題就靠意志力」這種想法丟掉，因為對於巧克力、起司以及其他讓你離不開的食物內幕，我們已經有更正確、也更實際的了解。在接下來的幾個章節裡，我們將探討最容易讓人們上癮的幾種食物，並且一一揭開每種食物讓人上癮的神祕面紗，我相信書中的內容一定會讓你大吃一驚。

醫療產業知道食物成癮的危險卻不做任何處置，擅自認定病人不想改變飲食習慣——就是這種態度讓藥品公司有恃無恐。

接著我會詳細解說掙脫問題食物的魔掌，將如何大幅且實質地增進你的健康，這樣當改變的時候到來，你就會擁有所需的一切積極動力。

話說回來，如果打破某種飲食習慣並不能增添什麼健康利益，又何必去煩惱它呢？畢竟又不是每一種食物誘惑都是不好的。比如說辣椒，少數人認為它會影響人們的腦部，並且也有讓人上癮的疑慮，也就是說：長久下來，愛吃辣的人會有愈吃愈辣的傾向。但即使如此，也沒有太多的證據顯示這些食物會對人們造成任何實質上的健康問題。然而，有些非常具有上癮性的食物卻真的會造成問題，因為你攝取這些食物時會同時吃下許多熱量、脂肪或膽固醇，使健康亮起紅燈。我們會帶著你客觀的檢視，打破這些食物魔咒能獲得多大的好處，其中有些食物造成的健康風險可能會讓你感到震撼——你可能還會發現有些真相實在讓人大受打擊——但我還是會提出來，這樣你才會了解錯誤飲食的賭注有多大，以及最後你能贏得的利益有多巨大。

我也會帶你一窺食品工業為了讓不健康的食物留在你的視線範圍內而搞了什麼鬼（有時甚至政府也參了一腳），我絕不是鼓勵你去國會大廈前參加示威抗議遊行，只是單純想要讓你了解，當你以及我們所有人在處理食物議題時，面對的是什麼樣的角色。一旦你看清楚某些特定食物的推廣、促銷和宣傳是出自何方，就會有更大的力量抵抗這些訊息裡的誘惑。

我的「不肥胖營養處方」很簡單，而且是專門設計來讓你取回主導權並一勞永逸解決問題的！如果你和其他人一樣採取這幾個步驟，將會在計畫進行的第一天就感覺到身體有明顯不同：你將能在欲望面前踩煞車，並且很自然地選擇較健康的食物；你會在磅秤上看到計畫的效果，而且很可能會感覺到它的成效比你之前所能想像得更好。

這本書不只是設計來提供你最有力的武器——讓你減重不復胖、得到健康並且維持下去，它還是一本最健康的食物指南。你將會發現它就像一張通往健康大道的公路地圖，讓你能夠跟所愛的人分享。書中搜羅了許多設計周密的美味菜單和食譜，以及如何處理我們每天都要面對的實際問題，包括速食、外食、零食和旅行飲食等。

不消說，書中對於什麼才是真正最健康的食物有著大量的辯證，不過對於我們究竟應該吃什麼，已有很明顯的證據指出一幅相當清楚的藍圖。因此我將提出一份最理想的飲食指南，帶領你盡可能接近你力所能及的最完美菜單。不論你是否能跟隨我一路走到底，還是只能同行部分路途，都將能得到巨大的利益。

我希望你會喜歡從書裡學到的新資訊，也誠摯的邀請你與我們分享你的親身體驗，和我們一起努力推動更好的飲食習慣和健康生活。

我的同事們以及我在責任醫療醫師委員會（Physicians Committee for Responsible Medicine，簡稱PCRM）指導進行一系列的學術研究和教育計畫，這是一個成立於一九八五年的非營利組織，目的是推廣預防醫學、優質營養以及更高水準的研究。在我們位於華盛頓的辦公室裡，PCRM進行許多研究實驗，探討飲食對各種健康狀況的影響，同時也把重心放在飲食的改變過程上——什麼東西會讓打破飲食習慣變得容易或困難。

我們的研究結果都發表在經同儕評核的醫學期刊上，PCRM也有出版一本季刊：《優質醫療》（Good Medicine）。PCRM的醫師、營養師和飲食營養學者也經常出現在電視、廣播和平面媒體上，強力推廣健康飲食。我非常希望你能加入我們的行列，和我們一起努力，並從我們的研究教材中獲得利益。我們的地址是：5100 Wisconsin Avenue, Suite 400, Washington, DC 20016，也歡迎造訪我們的網站：www.pcrm.org。

PART 1

4大誘惑
瘦不了的美食陷阱

The Seductions

若要你說說最喜歡的食物，什麼樣的美食會浮現在你的腦海裡？甜蜜的糖製品？濃郁的巧克力？美味的起司？還是肥厚多汁的牛排？

我將在第一部檢視我們喜歡的食物其實具有某些驚人的特質，讓大家了解為何有時候我們會愛它們愛到有點過火。接著，我們會評估這樣的痴纏愛戀是不是會帶來傷害。最後，再來一窺食品工業如何於背地裡努力不懈的在我們心中維持神聖地位。

第一部的目標是了解我們的飲食習慣，然後在第二和第三部分，我們將會知道如何破除這些「惡習」。

1

食物讓你上癮的祕密

巧克力就像一首情歌
吸引人沉醉在歌曲的深情懷抱中
某些食物就是獨具魅力，讓人愛不釋手

那名年輕女性這樣問：「你該不會要我戒掉巧克力吧？」她來到我的辦公室參加一個研究計畫，參與者都必須大幅度改變飲食習慣。當然，飲食改變對她而言是有底限的，巧克力就屬於沒得商量的那種。

「不，我們不會這麼做。」聽我這麼回答，她鬆了口氣。接著我說：「但很快的，你對巧克力會有不一樣的看法。」

這位事業成功的三十五歲女性即將展開一連串飲食調整計畫，這會幫助她減重、提升活力，也會讓她的整體健康情況更好。其實，對食物的強烈欲求已經困擾她許久，但是此刻她還不知道，改變飲食習慣不只會讓她不再被食欲所控制，也會徹底改變她的生活！

事實上，雖然她熱愛棒棒糖、軟糖和巧克力碎片餅乾，但這些東西可不能算是對她好的朋友！每張糖果包裝上的營養成分標示讀起來都像一份健康懺悔錄——每顆糖裡有十、十二或十五公克的脂肪，而每一公克的脂肪都會直接跑到她的大腿上！雖然喜歡巧克力，但她一直渴望找到方法控制欲望，這樣才能想吃就吃，但又不至於淪為它的奴隸。

聽起來似曾相識嗎？我們都會有某種飲食「老規矩」，這可能是單純的日常習慣，卻也可能是強烈又反覆出現的惡性循環！在責任醫療醫師委員會的調查研究中，我們清楚看到食物的影響：對受試者的體重、健康和每一天的感覺造成影響的所有因素中，影響力最大的就是讓他們上癮的食物。

這個新發現幫助我們理解，為什麼某些食物就是獨具魅力、讓人愛不釋手。現在我們更清楚，對於某些食物（像是巧克力、洋芋片或餅乾）的欲望，不單單只是一種「你會穿什麼顏色的襪子」或是「你想看什麼樣的電影」的選擇，而是一種生理上的強烈渴望！

回到上述的案例吧！她叫辛西亞，每晚八、九點左右都會對甜食產生一種強烈渴望，但又不像一般人喜歡花或漂亮圖片那樣單純的欣賞甜食，事實上，這是身體對甜食迸發的確切渴望。原味的糖無法滿足她，水果、葡萄乾或糖漿雖甜，卻起不了作用。她需要的是甜味、脂肪和不可或缺的一點——巧克力味道，例如餅乾、巧克力棒或一些冰淇淋。她可能會抗拒一、兩個小時，但遲早會發現自己正往糖果販賣機塞錢或衝到便利商店，內心則交雜著羞愧與難以扼抑的衝動，這種感覺和那些「癮頭復發，奔向香菸、酒精或其他讓人上癮事物懷抱裡的人」沒有兩樣。

多年來，她的體重增加了不少，雖然試過節食、運動、服用各種減重配方，甚至努力嘗試在一段短時間內執行飲食計畫，但都無法持續。不健康的食物一而再、再而三地呼喚她，巧克力就像一首情歌，吸引她回到深情歌曲的懷抱中。

我們都會有某種飲食習慣，這可能是單純的日常習慣，卻也可能是強烈而且反覆出現的惡性循環！

她丈夫對甜食沒興趣，但自認廚藝精湛，喜歡擺出豐盛的煎蛋捲早餐，上面還加了起司和培根，這是他在芝加哥的童年時期父親教他做的。至於午餐和晚餐，他往往會避免吃紅肉，但是卻會吃很多火雞和鮭魚。他特別喜歡吃起司，但不一定要昂貴的那種，例如切達（cheddar）起司就出現在他的多種食譜中；他也很喜歡把高達（gouda）起司和伊丹（edam）起司配上餅乾，在晚上邊看電視邊吃；他不會拒絕維菲塔（Velveeta）起司，因為這可以做出美味的墨西哥薄煎餅。

他自己也有嚴重的體重和膽固醇問題，醫生讓他吃降膽固醇的藥，問題是藥雖然有效，卻不如他們預期的好。醫生還將他轉介給一位營養師，這位營養師看了他目前詳細的飲食內容後宣判：「一天不能吃超過一百八十公克的肉、一週只能吃一顆蛋黃、從此只能選擇鄉村起司。」當下他腦袋一片空白，但對方還在繼續喋喋不休說：「一天至少要吃五份蔬果，喝很多水……」他心想，如果要這樣活著，他寧願死了算了！

事實上，這兩個人都上癮了，只是他們不會使用這麼強烈的字眼。真正的狀況是，他們都受到特定食物的控制，這些食物不但魅力非凡，甚至到了讓他們上癮的地步。原因似乎是這些食物在大腦愉悅中心製造出一種極度強烈的快感，或者也可以說，這些食物一直留在大腦的雷達網上。

巧克力、起司和你的大腦

大腦愉悅中心的用處不只是為了享樂，也是我們生存所不能或缺，它引導你吃而不會讓你消瘦，它會讓你繁衍後代以避免絕子絕孫。想像一下，要是你的大腦無法辨識什麼是愉悅，例如肚子餓時吃飯對你卻毫無樂趣可言，那將會如何？你將不會理會自己的基本需求。大腦愉悅中心讓你產生渴望：想要吃、想要運動、想要和他人互動，甚至繁衍後代。

只要某一種經驗帶來比預期還要多的愉悅，大腦就會釋放一點多巴胺

（dopamine）——大腦製造愉悅的主要化學物質。如果這名稱暗示它會讓你變笨（dopey），那其實也離事實不遠。多巴胺幾乎對任何帶來良好感覺的事物都很重要：意外的美食饗宴、浪漫的調情，或者任何大腦認為是好事的東西，都會造成多巴胺充塞在大腦細胞中，以求追溯愉悅的來源，建構出永恆的記憶軌跡。多巴胺會將味道、香氣甚至是性經驗深深烙印在你心中，讓你想要一而再、再而三的體驗。

大腦愉悅中心會盡忠職守的引導你接觸它認為生存必要的事物，例如美味無比的食物或格外體貼的配偶。在遠古時代，食物的選擇有限，因此愉悅中心的工作並不特別困難。它幫助我們記得多汁甜美的水果和未成熟水果的味道差異，也幫助我們記得果肉飽滿又多脂的堅果和其他乾癟堅果的不同口感，但如今多糖、多脂肪的美味食物輕易可得，隨時困擾我們的感官，讓人誤入歧途。

要是有人發明了一種能啟動大腦愉悅迴路的化學物質（它不會讓你更強壯、繁衍後代或在其他方面帶來幫助），帶給大腦溫暖、愉快的感覺，讓你希望一再體驗這種感覺，那會怎麼樣呢？嗯，有人就做到了。海洛因、古柯鹼、酒精、尼古丁，以及所有的休閒性藥物，都會對大腦的愉悅中心發揮作用，引起極度誇張的多巴胺反應。

有人也發明了巧克力棒、切楔形狀的起司、餅乾和甜甜圈，這些食物會刺激大腦產生像使用海洛因相同的反應，這就是上述食物會讓人上癮的原因。事實上，**我們一直為了滿足自己的口腹之欲而耍小聰明地美化食物產品，它們會提供極大的快樂，卻含有極少我們真正所需的營養。**

對食物上癮不代表你最後會進勒戒中心，而是表示你培養出一種持續吃這類食物的強烈動力。這種極具強迫力的特質就是上癮的基礎，和依賴或戒斷症狀並不相同，例如有賭癮的人會感受到強烈的動力去冒極高的風險，但

巧克力棒、切楔形狀的起司、餅乾和甜甜圈，這些食物都能刺激大腦，產生像使用海洛因相同的反應。

是一旦賭場關閉了，戒斷症狀並不會在他身上出現，所以他不會產生劇烈的痛苦反應。

的確，許多會讓人上癮的物質，既具有強迫力的特質，停止使用時又會產生戒斷症狀（有菸癮的人容易生氣；有酒癮的人會發抖；海洛因成癮的人戒毒時腹部會絞痛），但這些症狀其實和大腦中心有關，與控制上癮的部分無關，也就是說，戒斷症狀可能根本不會出現。重點來了：你沒吃這些東西可能不會渾身發抖、起床時冷汗直流，但即使如此，你還是可能會對糖、巧克力或起司片上癮。

> 為了解答你的疑問，鴉片類麻醉藥拮抗劑如納洛酮，一般並不會使用在減重計畫中，因為長期使用可能會傷害到肝。

對巧克力上癮？聽起來太誇張了吧？但人會對巧克力上癮不只是因為它的味道和柔滑的口感。**巧克力會讓大腦上癮，這種癮頭就像對迷幻藥上癮一樣真實而具體**，只是破壞力量沒那麼大。如同前述，只要受試者服用鴉片類麻醉藥拮抗劑——納洛酮，他們對巧克力的欲望幾乎就會消失無蹤，冰淇淋和其他點心也是一樣。巧克力會刺激大腦的鴉片受體（opiate receptor），阻斷此受體就會瓦解巧克力的吸引力。

任何好吃的食物多少都會啟動大腦的愉悅中心，餅乾和巧克力如此，草莓和蘆筍也能（對喜歡這些食物的人來說），只是程度有別。有些食物，例如巧克力，對大腦的影響比其他食物強烈，酒精和藥物的強度更難以估計，影響程度也因人而異。有些人不愛喝酒，有些人則是沒有酒就像行屍走肉；不同的食物也是如此，某些人無法抗拒起司，有些人卻對它興趣缺缺。

我們的多數受試者，喜愛巧克力已經超越熱情的程度。其中一位說，她很清楚一、二根賀喜（Hershey）巧克力棒的脂肪能立刻反應在體重計上，但巧克力就像她的氧氣，她沒有一天不會想到這種柔滑、溫暖的物質在她舌尖融化的情景。在受試期間，她利用書中介紹的飲食調整方式，不再碰巧克力，但有好幾週的時間，她還是把一根巧克力棒放在皮包裡，因為她只是想確定那裡有一根巧克力棒的存在。

這麼說吧，身體不會一直靠釋放多巴胺這種獎勵系統引導你做選擇，口渴的時候，你會想喝水，但是水並沒有一定要非常美味才能讓你覺得滿足。同理，除非你已經一、兩分鐘沒有呼吸，否則吸入的氧氣不會令人感到特別興奮。身體有許多方法讓你滿足己身的需求，獎勵系統只是其中之一，偏偏我們就是容易受到它的愚弄。

多巴胺愈少，身體愈難滿足……

如同前述，鴉片類麻醉藥拮抗劑可以完全阻斷大腦對巧克力的癮頭，這些藥物也已用來幫助控制大腦獎勵系統中其他過多的活動。明尼蘇達大學的研究人員提供一群強迫性賭博者一種鴉片類麻醉藥拮抗劑，其中75%的人狀況改善許多，相較之下，使用安慰劑的人之中只有24%情況改善。這種藥物唯一的副作用就是嘔吐感——但即使這種副作用，也比不上之前為了滿足欲求而眼睜睜看著自己的錢慢慢被淘空的噁心感。

研究人員相信，強迫性賭博者大腦中的多巴胺受體少於正常值。也就是說跟其他人相比，他們從日常活動獲得的愉悅較少，所以必須尋求其他刺激才能有正常的感覺。

他們的處境並不孤單，一種特殊的大腦掃描技術——正子放射型電腦斷層掃描攝影（positron emission tomography）顯示，許多肥胖者腦中的多巴胺受體D_2較少。對這些人來說，獎勵大腦的化學物質能在大腦細胞中發揮魔力的空間較少，因此較無法體驗「得到獎勵」的愉悅，也容易飲食過量，以彌補他們缺乏的刺激。另一種可能是，這些人並非天生如此，但因為一而再、再而三飲食過量，不知不覺中，大腦便減少了多巴胺附著的數目。

許多肥胖者腦中的多巴胺受體D_2較低，因此容易飲食過量，以求取他們缺乏的刺激。

話雖如此，其實愈來愈多的科學證據都顯示出，許多人確實生來如此。這種基因特質遺傳自父母，使大腦感受愉悅的受體比其他人少了三到四成，他們必須更努力才能達到一般人視為理所當然的滿足狀態。低度的D_2基因在酗酒者身上非常明顯，特別是那些年紀輕輕就開始嚴重依賴酒精的人，濫用休閒性藥物的人身上也能發現這種基因。另外，在吸菸者中，從未設法戒菸的人和成功戒菸的人相比，前者有較高比例可能帶有低度D_2基因，而成功戒菸的人和從未受菸草吸引的人相比，低度D_2基因出現的機率又較高。

肥胖的人之中，特別是那些嗜吃碳水化合物者，缺乏D_2的情況就和酗酒者、濫用藥物者和吸菸者一樣。也就是說，對某些人而言，食物的作用就像藥物。研究人員發現，還有其他基因也會影響大腦對藥物、酒精和其他物質的反應，當然也包括食物在內。

這些觀察有助於解釋為什麼會有全家人都酗酒、濫用藥物及強迫性飲食的情況，他們缺少的不是大腦處理酒精或特定藥物的部分，而是帶來正常愉悅感的大腦受體，因此，他們很容易受制於任何能提供愉悅感的事物。比方說，一位家庭成員可能愛喝酒，一位可能會使用藥物，另一位可能會有強迫性的飲食過量，而且他們可能同時對一種以上的事物上癮。

你可能會問自己或摯愛的家人是否有這種基因，不幸的是，醫生一般不會檢查這種事。然而你只要看一下家譜，就可以知道低度D_2基因或其他造成上癮的基因是否在染色體中伺機而動。想一想你的父母、祖父母和兄弟姊妹，他們以前、現在有什麼樣的飲食習慣？他們喝酒的量、次數多寡，還有多年輕就開始，比他們喝什麼酒來得重要。和持續這種長期酗酒，甚至一發不可收拾的人相比，那些偶爾喝酒或試圖戒菸的人較不會受低度的D_2基因操控。

然而，不管你的家族史如何，有件事情無庸置疑：**基因不代表命運。**我們可以藉由加強生理韌性克服食物讓人上癮的特質，而非單憑意志力；而且不管你是否有容易對事物成癮的基因，這些方法都可以發揮作用。我們在第二部分會提到，你可以強化自己去對抗迷戀不健康的食物。事實上，健康食品也能讓多巴胺系統感覺良好，或許和巧克力啟動方式不盡相同，但它們還是會發揮功效。運動也一樣，我們會在第十章會討論到，你可以不必離開房間就可以享受到「跑者的快感」。

用愛戰勝巧克力

寧捨性愛而就巧克力？你可能不會驚訝，大腦喜愛巧克力的部分，也與性欲——也就是性吸引力有關。基因會迫不及待地為了那些能讓它們永存的事物獎勵你，理由顯而易見：要是你從來不想吃東西，你就會死；萬一求愛和性無聊透頂，人類很久以前就會滅亡了。因此，大腦給予我們一點多巴胺和費洛蒙，讓食物留在腦海中，也讓盲目約會、不合身的衣服和俗濫的情歌看起來很有價值。

這就是問題所在：有時候我們真正需要的其實是友誼和愛，卻反而利用食物取代，去刺激大腦中最深層的部分。要是與他人互動（談話、打情罵俏、約會或單純共處）的大腦控制區會因為一碗巧克力冰淇淋就得到滿足，那我們可能會發現自己變得愈來愈孤單。

我曾有個極為孤僻、根本沒有任何社會接觸的病人，事實上，這麼多年以來他完全沒有任何朋友。我向他問起這件事，他說：「**嗯，我有朋友啊！我有藥物朋友。**」他指的並不是和他一起使用藥物的朋友，而是藥物就是他的朋友，他的「社交生活」就是完全孤立地獲得快感。

雖然這是極端的例子，但事實上很多人也有類似的感覺。只要寂寞、無聊或壓力大，食物就不只是營養來源，甚至還變成好朋友。某位丈夫疑惑，為何只要自己出差時間延長，妻子就會開始暴飲暴食？他得到的回答是：

有時我們真正需要的是友誼和愛，卻總是利用食物刺激大腦，若食物能取代愛，那愛也能幫我們掙脫對食物的癮。

「巧克力就在那裡，那你呢？」假如食物能在大腦中接收溫暖、友誼和愛的區域發揮滿足的作用，也難怪人只要一寂寞，就容易會有飲食過量、酗酒或藥物濫用的問題。而且不論周遭的人支持與否，癮頭一旦開始，症狀就會愈演愈烈。

要是食物能取代愛，愛當然也可以取代食物。剛墜入愛河的人不愛吃東西，因為他們沉醉在美好的夢境中，對彼此之外的所有事物都失去胃口——愛彷彿是一種稱為「相思病」的腸胃失調。因此，要是巧克力和友誼在大腦某個部分同時競爭，只要強化友誼就能把巧克力擠出競爭行列。在今日的社會，這可能是種需要面對的挑戰，我們會在第十一章討論。

對食物上癮的代價

有些人會陷在自己的弱點中，但是這些弱點是他們或其他人所沒有發現的，例如檢驗肺炎病患，你會發現許多人都有低度的D_2基因。這種特質驅使他們接觸菸草、酒精、藥物、食物，或其他刺激大腦的東西來滿足需求，他們從不明白為何菸癮那麼難戒。易上癮的物質（尼古丁）加上容易上癮的基因，就導致一種可怕但可預測的結果，若香菸從未被發明，這些人就會另覓刺激：也許是尋找健康的出口，像是運動或各種競賽；也可能尋求危險的方向，例如酒精或藥物。

有些食物的癮大致可謂無害，有些卻會產生超乎想像的後果。就無害的部分來說，偶爾吃點巧克力棒無須太過擔心；辣椒也會讓人成癮，但很難將任何嚴重的負面影響怪罪在它們身上；含咖啡因的飲料會造成輕微的易怒情緒或睡眠干擾，但就算停止飲用也可能只會引發頭痛而已。

另一方面，有些習慣則會導致不良的後果。西方國家的人們習慣富含起司、肉類、糖分和脂肪的飲食方式，也會導致他們容易去抽菸、喝酒、服用藥物。假如這種說法過於危言聳聽，讓我為你解釋這其實並不誇張。

在拉丁美洲某些區域，勞工會定時嚼食古柯葉。每片葉子都會產生一點止痛和提振情緒的效果，古柯鹼因此成為受歡迎的毒品。同樣地，印度的許多地方，男人會嚼食檳榔和菸草的混合物，紅色的檳榔渣在人行道上隨處可見，但這種汙染根本無法與口腔癌的危害相提並論——這才是研究人員困擾好幾十年的問題。食用古柯或檳榔的人，認為這些東西完全正常甚至有益健康，他們拒絕接受放棄這些習慣的建議，在這些地區，呼籲減少使用這些物質的運動都徹底失敗。

亞洲的傳統飲食習慣相當健康，米飯一直是好幾百萬人的主食，麵條、蔬菜和豆類食品是飲食的主要內容。說到肉類，大多用於增添風味或裝飾，就像美國人使用醃漬食品或蕃茄切片一樣。至於乳製品，則不如在美國常見，時至今日，亞洲餐廳仍不會供應一杯杯的牛奶或起司切片。

只是，亞洲的飲食也開始起了變化。當麥當勞、溫蒂漢堡、漢堡王和肯德基大舉入侵，肉類和乳製品取代了傳統飲食。在兒童曾經嗜吃米飯和蔬菜的地方，現在改為漢堡和薯條；日本學校已開始仿效供應牛奶的美式習慣，天真地以為這會幫助孩童發展骨骼，但他們卻培育出過重的孩童，甚至是情況更為嚴重的成人。

飲食西化已經讓亞洲兒童愈來愈像北美地區身材走樣的兒童，也引發侵襲西方世界的疾病在此大肆流行，這些恐怖的疾病包括肥胖、心臟病、糖尿病、高血壓和癌症等。

同時，北美和歐洲的飲食中都含了太高的脂肪、蛋白質和膽固醇。在我成長的北達科塔州法戈（Fargo）中，要是飯裡沒有肉，那就不叫一餐；起司和其他乳製品也是餐餐必吃。健康研究人員哀歎我們的主食選擇，並提到**美國青少年往往在高中畢業前就有動脈阻塞的毛病**。到了一九七〇年代和一九八〇年代，這樣的情形更是每況愈下，速食餐廳已具備健全的能力，可以販賣漢堡和薯條滿足飢渴的大眾。和世界其他地區相比，美國人的飲食習慣相對地很糟。與東京或大阪的同齡者相較，托皮卡（Topeka）或波士頓的男性和女性的壽命都比較短。隨著飲食習慣持續惡化，疾病也不斷增加，舉例來說，從一九七五年到一九九九年之間，起司的銷量成長了一倍，而肥胖、高膽固醇、糖尿病、高血壓和其他問題的比例也跟著持續攀升。

有些與健康問題奮戰的人，確實可能先天帶有不良的遺傳基因，但在大多數的例子中，他們十之八九是各種癮的受害者。他們不知不覺對食物上癮，而這些食物就是讓疾病出現的元凶。要是這些人能與不健康的食物保持距離，他們的健康問題很可能就迎刃而解了。

嚼食古柯和檳榔的人不會把這些習慣與健康問題聯想在一起，許多西方國家的人也不會發現食物是造成疾病的重要因素。他們不願減少不健康、會上癮的食物，而且大多選擇忽視較健康食物的建議。

這些錯誤的飲食方式最後導致的結果是，我們因為沒有戒掉問題食物而服藥，甚至被送進醫院。每天有四千名美國人心臟病發作，多半是不當飲食、抽菸和其他不良生活型態所導致。假使我們能克服癮頭，這些因素都可以被控制。我無法告訴你有多少人跟我說他們的膽固醇問題是基因遺傳，或許十個人之中有一位是，但對其他人來說，讓膽固醇數值上升的，不是父母遺傳給他們的不良基因，而是不良的食譜和錯誤的食物品味。

同時，預防和治療心臟問題的醫療服務已經成了一筆大生意。有個電視廣告是這樣描述的：一位太太開著小貨車到診所接她先生回家，她老公上車後，表示自己的膽固醇指數上升，解藥就是立普妥（Lipitor）。立普妥是派克—戴維斯藥廠（Parke-Davis）風靡一時的降膽固醇藥，一顆就要三塊多美金，由此可知，這些疾病已經造成一股龐大的醫藥商機。

與其開藥方，不如打破一些習慣。歐寧胥醫師（Dr. Dean Ornish）扭轉心臟疾病的計畫，以鄰近舊金山的預防醫學研究所（Preventive Medicine Research Institute）為中心，這項計畫指出，對心臟疾病患者而言，改變生活型態會比藥物更有效。血管攝影是一種特別的心臟X光攝影，這項開創先

跟健康問題奮戰的人當中，十之八九都是在不知不覺之中對導致疾病的食物上癮。

河的研究指出，飲食習慣和生活型態的轉變很快就能暢通冠狀動脈，82%未服藥、動手術或歷經高科技動脈破壞手術的病患，第一年的血管攝影就能清楚地呈現出差異了。年復一年，他們愈來愈健康，在戒除不健康食物的癮頭後，身體就自己痊癒了。

糖尿病的情況也一樣。有些人維持著傳統以植物為基礎的飲食習慣，他們極少罹患糖尿病。但**亞洲人一旦遷居西雅圖、洛杉磯、芝加哥或亞特蘭大，把傳統米食、蔬菜換成西方飲食後，糖尿病的比例就上升了400%**。

美國健康協會（National Institute of Health）的預防糖尿病計畫（The Diabetes Prevention Program）召集了三千二百三十四名自願者，測試藥物或飲食改變對預防糖尿病有何成效。

這些受試者都是「糖尿病初期患者」，代表他們的血糖值逐步逼近危險區域。頗受病患歡迎的糖尿病藥物庫魯化錠（Glucophage，雙胍類）能減少31%的糖尿病發生率，這個成果確實很驚人，但若結合飲食和運動，效果接近服用藥物後的兩倍功效，也就是說糖尿病發生率會下降58%。

有時我們需要藥物，它也的確能救命，但藥物往往效果不彰，無法全面阻止不良飲食習慣造成的後果，而且有副作用，還所費不貲——只要很多人因為膽固醇問題、糖尿病或高血壓服藥，藥廠就會賺進令人歎為觀止的大把鈔票，一年年過去，保險公司和以稅收為基礎的藥方計畫就壓力愈來愈大。

事情常常令人絕望。**無論何時，都有五萬名以上的美國人等著另一位美國人死掉，好讓他們可以取得移植後的腎臟**。有些患者的情況無法避免，但四分之三的病例中，患者的腎臟會衰竭，都肇因於糖尿病和高血壓。不健康的食物會加重病情，掙脫對這些食物的癮，就可以預防這類相關疾病。

太多甜甜圈讓你變憂鬱

幾乎任何癮都會產生另一項問題。刺激大腦的鴉片受體確實可以帶來一點快感，不過一有成癮的情形發生，大腦就會自我調整，預期這樣的刺激會持續下去。所以，直到下一次解癮前，空虛、焦慮或憂鬱的感覺開始緊捉著你不放，大腦也會逐漸依賴這些令人上癮的物質，好讓不舒服的感覺消失。就和不需要枴杖卻利用它走路將使你的腿部肌肉退化一樣，這些癮也會減弱你自然維持情緒的化學物質。如此一來，**當你想要脫離這種癮，你只會感覺到不舒服，而另一種癮很可能會伺機跳出來「解決」這問題。**

如果你說這代表我們應該避免任何美食和帶來愉悅的東西，以免造成某種大腦傷害，那我們就來檢視一下現實情況吧！本書並不是要你禁欲，事實上，大腦愉悅中心會幫助你，它會對愛、友誼、性、身體活動和對你身體有益的食物產生反應。唯一的問題是，若一樣東西將大腦化學物質過度推往一個方向，往往會從另一個方向得到反彈；以人為方式提振的情緒也無可避免會再度低落，最後甚至比原先的情緒還沮喪。

想想你認識的嚴重成癮者，例如酗酒、使用藥物或飲食嚴重失調的人，他們的生活往往愈來愈受限、愈來愈空虛。他們的焦慮感占據一切，而且可能陷入憂鬱之中無法自拔。這些感覺會將他們推回原來的癮，因為那些讓人上癮的行為或物質正是他們大腦所需要的，它們會讓大腦感覺「正常」。要是一般食物——例如糖——也有同樣功效，讓大腦鴉片受體增加一個等級，並稍微振奮我們的情緒呢？嗯，如果大腦會因此自我調整，逐漸預期每天都能從糖類或其他垃圾食物中提振情緒，那隨之而來的，可能就是空虛、焦慮和沮喪的感覺，至少對某些人是這樣。

慢性焦慮、憂鬱、了無生趣或空虛的感覺，有可能非關人類生活的沉重壓力，而是由太多的甜甜圈、巧克力棒和汽水引起的嗎？聽起來有點笨不是嗎？但在你認定垃圾食物對我們身體任何部位都沒有影響，頂多產生雙下巴之前，讓我們從第二章到第五章看看這些誘惑會以那些驚人的方式發揮它們

改變飲食恢復身體原有的韌性，在抵抗垃圾食物的效果上，比單純地依賴意志力來得容易許多。

邪惡的生化魔法。但首先，我們要提出一個和你捨棄惱人飲食習慣後有關的樂觀字眼。

掙脫食物的癮

本書的目標就是要幫助你掙脫食物的癮。沒錯，食物會讓人上癮，但你能做些簡單的事情幫助自己恢復身體原有的韌性，來對抗欲求和不健康的飲食習慣，這些事情的力量遠比單純的意志力強大許多。如果你遵循本書的各項步驟，你的身體就會處理剩下的事。

蜜琪是一位來到我們中心的年輕女性，但她不是為了自己，而是為了丈夫而來。她先生經過診斷證實罹患癌症，她希望給他最好的營養，所以他們要一起改變飲食。幾個月後，她來信告知他們的美好體驗，不只丈夫狀況良好，她也一樣：「這個舉動造就出驚人的結果，我不只享受新的食物和美妙的滋味，健康也有顯著改善。我生平第一次沒有節食就在一年內減輕三十公斤，因為身體變輕盈了，我也更容易增加運動量了。我的膽固醇也控制得很好（比去年顯著下降）。對我來說，最驚人的結果是，所有糖尿病症狀幾乎消失無蹤，在沒有服用藥物的情況下，我的血糖值下降了185mg/dl。我感覺很棒，這是長久以來，我第一次在年度身體檢查中沒有發現任何狀況。因為丈夫的緣故，我們開始了這些課程，這一路上我和他所獲得的好處一樣多。我們深深感謝您。」

我們因為身陷食物的誘惑付出了慘痛的代價，而重新取得身體的主控權，就是要讓這些慘痛代價將健康的身心狀況全數償還給我們。

2

吃一口就停不下來的糖

一旦糖碰觸到嘴唇
你會開始只關心一件事
吃更多剛剛吃下肚子的東西

以下是吸引小嬰兒的方法：你會與一個九到十二週大且安靜的嬰兒面對面坐著，大概隔四十公分遠。接著你把奶嘴浸到糖水裡後放入嬰兒口中，時間約三分半鐘。要是奶嘴掉出來就再浸一次糖水，放回他嘴裡，同時你要與他維持眼神上的接觸。然後你離開房間一下，再回來時你將發現嬰兒看著你微笑、發出咯咯聲，甚至露出害羞的表情。他的眼神會跟著你移動，而且顯然喜歡你勝過其他人。你剛剛做的事就是把自己的臉孔烙印在嬰兒的記憶中，而且經由糖的啟動，這個影像也會跟他的愉悅迴路產生連結，效果雖然短暫，只能持續幾分鐘而非好幾個小時或好幾天，卻明顯可見。

艾莫斯特的麻州大學研究人員是該特殊實驗的先驅，這些研究除了提供祖父母、叔嬸輩的人實用價值外，也讓科學家得以探索糖如藥物般的效果。

碳水化合物沒有罪

很多人以為自己對「碳水化合物」上癮，他們喜歡餅乾、蛋糕、麵包、洋芋片和薯條。然而事實上，吸引他們的完全不是碳水化合物——至少不是科學家所謂的碳水化合物，再怎麼說，綠色蔬菜、水果和豆類也有碳水化合物（也就是澱粉），但卻沒有人對這些東西上癮。

所謂碳水化合物上癮者，其實是對糖上癮。基本上，人們渴望的碳水化合物不是充滿了糖（像甜甜圈和餅乾），就是會在消化過程中很快分解成幾百萬個糖分子迅速進入血液的食物。白麵包、馬鈴薯，當然還有任何含糖食品，都會導致血糖急速竄升，而這些就是人們渴望的食物。不幸的是，在血糖急速竄升之後，也會導致血糖快速下降的情況，使胃口快速恢復，這代表我們會打開冰箱吃更多的餅乾或蛋糕，或者衝到最近的甜甜圈商店去。我們馬上會提到這些食物通常也混有脂肪，例如餅乾的起酥油或麵包上的奶油，這樣的組合會像鴉片一樣造成明顯的成癮現象。

其他富含碳水化合物的大多數食物，例如蔬菜、豆類和大多數的全穀類等健康選擇則不同。沒錯！這些食物一樣會在消化過程中釋放糖，但通常速度緩慢，完全以身體利用能量的正常形式進行。這些澱粉類食物並沒有什麼問題，事實上，要是沒有這些食物，你就會欠缺生命活動所需的正常動力，更不用說進行任何運動了。

假如真要怪罪的話，就怪糖吧！糖就是讓我們上癮的罪魁禍首，而且還增加許多不必要的卡路里。糖果櫃檯、汽水販賣機和便利商店陳列物中都提供這種黏答答的食物，某些種類的麵包、馬鈴薯和餅乾也可能是糖分炸彈，誘使你在晚上大吃特吃。不過，就算是麵包和馬鈴薯也能有健康的選擇，本章會將這些食物整理出來。

人們所渴望的碳水化合物不是充滿了糖，就是會在消化過程中很快分解成幾百萬個糖分子迅速進入血液的食物。

諾瑪是我們的受試者：「只要一開始，我就再也停不下來了。」她覺得自己上癮的情況很嚴重，麵包、餅乾和脆餅似乎都毫無限制，而電視這類休閒活動更讓問題雪上加霜，只要坐著看喜歡的電視節目，她就很容易忘記自己吃進多少東西：「不知不覺我就吃完整包餅乾，而且還想找更多來吃。」儘管她飲食中其他部分已有改善，但她的減重計畫仍停滯不前。

糖是如何控制你的食欲

這些食物究竟是怎麼了？事實上，它們有幾種不同的方式可以對你的大腦施行魔法：

首先，糖會促成腦中自然的鴉片──腦內啡（endorphin）釋放，就像之前提到的巧克力。大腦細胞表面有稱為「鴉片受體」的微小分子結構，一旦你活躍地運動，天然的腦內啡就會附著在這些受體上，並發揮止痛藥般的功能，帶來眾所皆知的「跑者的快感」。腦內啡和嗎啡、海洛因的化學結構相似，但較溫和，而且能啟動大腦愉悅中心的多巴胺系統。事實上，多巴胺和相關化學物質的族系甚為龐大，無論是運動或糖都能讓這類化學物質釋放，產生「感覺良好」的效果，所以不管是身體或心理上的困擾，都能因此略微減少。

巴爾的摩的約翰霍普金斯大學的研究人員，以一種特殊方式測試糖的效果，受試者是一到三天大的嬰兒。這些小嬰兒從來不曾吃過甜甜圈、看過含糖麥片的廣告或進入便利商店探險過，但他們對糖的反應仍值得注意。研究人員先把嬰兒放進搖籃五分鐘，這段期間自然有些嬰兒會開始啜泣，接著研究人員用塑膠注射器將加有少許糖的糖水滴在一些嬰兒口中，其他的嬰兒則

糖會促成腦中腦內啡的釋放，啟動大腦愉悅中心的多巴胺系統，讓我們產生「感覺良好」的效果，並明顯增加胃口。

給予純水。實驗的效果幾乎是立即可見的：糖水讓他們停止哭泣；純水則毫無功效。

奶嘴也可以辦到這點，但兩者之間有重大差異：如果把奶嘴移開，嬰兒可能會立刻哭了起來，但糖的效果則能延續好幾分鐘，甚至維持到味道消失之後。因為糖會導致嬰兒大腦釋放腦內啡，它們在糖消失後仍然存在。

在懷孕期間染上迷幻藥癮的母親，產下的嬰兒的反應則截然不同，糖對他們完全沒用，無論水含糖與否，他們都會哭。事實上，因為這些嬰兒曾長期暴露於子宮中的迷幻鴉片之下，導致鴉片迴路不再有正常反應；他們會抗拒鴉片迴路的作用，糖也因此失去了讓嬰兒感覺良好的功效。

鴉片效果可能是單純由糖的「味道」所引發，而不是血液中糖數量增加所致。嬰兒的味蕾可感覺到母奶中輕微的甜味，而糖（比母奶甜）一接觸到舌頭，就會引起連鎖反應：味蕾透過神經傳送刺激到大腦底層，接著再傳送到皮質層，也就是大腦的最外層。同時，嬰兒會察覺到甜味，神經也會一路刺激愉悅中心，造成天然鴉片釋放，將這種感覺美化為快樂的經驗，所以多多少少能阻斷痛苦。

醫院已經開始利用糖有助於產生愉悅的鴉片功能，當他們想以一般扎腳跟方式取得嬰兒的血液樣本時，只要先給嬰兒一些糖，就能產生明顯的鎮靜效果；割包皮時如法炮製，也會有同樣的功效。

於是，糖（棒棒糖、口香糖、含糖飲料、加糖的麥片等）對小孩的明顯吸引力，突然間有了合理解釋：糖不只是味道好，還啟動了深藏於大腦的鴉片裝置，這也是糖對小孩有磁鐵般吸引力的主要原因。雖然對很多人來說，一旦長大成人，糖引發愉悅的程度就會開始降低，但對於某些人來說，糖仍是具有吸引力的選項。

雖然光是糖就可以影響大腦的鴉片裝置，但是食品製造商發現，混入一點脂肪會增加糖的效果。事實上，**許多大家稱為「碳水化合物」的食物，至少都含有和碳水化合物數量相等的脂肪，而這種脂肪和碳水化合物結合後，可能會造成更明顯的上癮效果**，和巧克力引發的效果相似。如導論提到的，研究人員亞當・朱諾斯基給予受試者鴉片類麻醉藥拮抗劑納洛酮時，不僅能阻斷受試者對巧克力的渴望，也減少他們對洋芋片的欲求，而洋芋片正是典型的脂肪和碳水化合物的結合物。

第一口就完蛋

糖會引發大腦釋放腦內啡，而且這種鴉片反應不只會讓你感覺良好，也會顯著地增加胃口。

你應該也有過這樣的體驗：在吃下第一口糖之前，你的胃口可能只有一點點而已，你會覺得來點糖應該不錯，然而一旦糖碰觸到你的嘴唇，它所造成的「鴉片效果」就會瓦解控制食欲的柵欄，就算是一大群營養學家，也無法幫助你從大吃大喝的情況逃脫出來。在你的大腦之中，甜味所啟動的鴉片正忙碌地重新設定內在的優先順序，讓你只關心一件事——吃更多剛剛吃下肚子的東西！

除此之外，有些人在冬天會因為白天變短而特別想吃富含碳水化合物的食物——尤其在緯度偏北的地方，有人甚至會因此陷入憂鬱。很多人發現甜食或澱粉類食物能讓他們從憂鬱中走出來，但富含碳水化合物的食物其實不是問題所在，它們甚至還能提高大腦中的化學物質——血清素，有助於調節情緒和睡眠。不過，一旦麵包上面加了奶油或其他高卡路里的配料，或是你的食用份量毫無節制時，不良的後果就會開始出現。

富含碳水化合物的食物，還會以另一種方式讓我們上癮，而這種方式和貝果、麵包、餅乾和蛋糕等小麥製成的食物特別有關。研究發現，**小麥的蛋白質——麩質——會在消化過程中分解成各種具有令人上癮效果的化合物。**這些食物就像輕微的迷幻藥，會減緩消化速度，而阻斷迷幻藥效果的藥物（如納洛酮）則可以阻斷這些食物的效果。

就我們所知，到目前為止，取自小麥中的鴉片物質會在腸道內運作，但是不會進到血液之中。有些研究人員猜測，小麥所釋放出的藥物般化合物，可能是引發較易受影響者精神症狀的罪魁禍首，之後我們會看到其他食物也有同樣威力。事實上，如果研究人員真的可以證明源自小麥的鴉片確實能直接進入血液，或間接造成消化道的各種荷爾蒙釋放，進而影響大腦，那也沒什麼好意外的了！

要小心的不只是碳水化合物

碳水化合物（特別是糖）究竟是生化之福，還是高卡路里的詛咒？這要視情況而定。碳水化合物本身並不會令人發胖，儘管在大眾媒體中一再遭到批判，但科學研究清楚顯示，碳水化合物含量高的食物若食用量正常，並不會影響你的體重。一顆烤過的馬鈴薯只有一百五十卡，一片麵包則大約有七十卡，這樣的數目要增加體重並不容易，但你必須注意其他問題。

加料和隱藏的脂肪

首先，那顆馬鈴薯怎麼了？它可能一開始只有一百五十卡路里，但一湯匙的奶油會增加一百卡路里，一團酸奶增加二十五卡路里，撒一點培根片又會增加二十五卡路里。很快地，馬鈴薯就成了上面撒滿「脂肪加料」的食物了，而且這些「料」的卡路里數量至少和馬鈴薯本身一樣多。

麵包也一樣，一塊全麥麵包一開始只有七十卡路里，將三十公克融化的美國起司淋在上面，就會突然增加一百八十卡路里。你大可怪罪那些碳水化合物，但真正讓你發胖的，其實是上面的加料。

更麻煩的是看不見的脂肪，以爆米花為例子，二杯氣爆式的爆米花含有

一塊全麥麵包只有七十卡路里，但只要淋上三十公克的起司醬，就會突然爆增一百八十卡路里。

六十一卡。若是用平常油炸的方式，無辜的爆米花就塞滿了將近兩倍的卡路里量；正確來說，是一百〇八卡。酥皮點心更糟，每一條合合瑞士捲（Ho-Ho's）或勁能巧克力捲（Zingers）都含有十五公克的脂肪。雖然標籤上說這些是植物油，但它們是氫化植物油，也稱為「反式脂肪」，它們和奶油或豬油一樣，會傷害你的血管和整體健康。

吃太多也不妙

假使不碰那些會讓人發胖的料，你一樣可能因為碳水化合物增加體重，但卻能加以控制。由於碳水化合物的卡路里含量適中，因此大多數人在飲食過量之前就會感到飽足，即使多吃了一點，碳水化合物中的許多卡路里不是儲存為「糖原」（肌肉利用來產生力量及耐力的高能量分子），就是以體熱的形式流失，不會再變成脂肪。

將一片麵包轉換成人類脂肪並不是簡單的生化工作，一份針對控制過度飲食的研究顯示，即使麵包數量很多，發胖的效果也很有限。儘管如此，要是吃進去的卡路里比燃燒得多，體重還是會增加。

糖是集中的卡路里

若你選擇的是糖本身，而非義大利麵或豆子等複雜的碳水化合物，卡路里可能就會飆升，特別是供應份量無限制的情況下。這就是批判碳水化合物的人之所以振振有詞之處：糖是集中的卡路里。現在一般汽水的容量是六百西西，其中就含有二百五十卡的純糖，那些卡路里並未取代食物，而是「加在」你吃的所有東西上。相較之下，二百五十卡的米飯（比一杯的量多一點）卻會讓你少吃一點其他東西。因此，下一次伸手拿汽水時，請記得用一杯水代替。**一杯米或三片麵包都比汽水含有較少的卡路里。**

儘管有這些潛在的問題，但碳水化合物並不是敵人。主食富含碳水化合物如米飯、麵、豆類或乾豌豆瓣的人，往往比那些以肉類和起司為主食的人纖瘦許多。

選擇糖而非避開糖

你或許也希望了解糖如何影響情緒。許多人發現雖然他們渴望糖，而且糖的確有讓人平靜的效果，但是**長期吃糖卻會讓他們易怒、沮喪**。有些女性指出，如果她們在經前無法抗拒對糖的渴望，精神就會在把糖吃下肚後變得更糟。

你可能也會想看看這些反應是否也會真的發生在自己身上。在你情緒低落時，不妨檢視一下過去四十八小時吃了哪些東西，並試試不吃糖是否有助於使情緒達到較佳的平衡狀態。你或許想在筆記本上記錄每天吃的東西；一旦你記下了一個含糖食物，你就會希望納入「任何」含糖量高的食物，甚至包括果汁。在每一天結束前，評估整體情緒，並記下情緒不太對勁的時刻。女性請將經前一週與其他三週分開，因為在那段時間，食物引起的情緒轉變可能會更嚴重。

萬一甜食或澱粉類的零食已占據了你的生活，解決方法不是避開它們，而是要加以選擇，注意脂肪含量以及「升糖指數」（glycemic index），我們會在第七章詳細說明。升糖指數代表碳水化合物釋放天然的糖進入血液的速度，簡單來說，計算各種食物升糖指數（GI）的方式，是讓受試者吃這些食物，然後每隔一段固定的時間就抽血，有些食物分解成糖的速度很快，有些則緩慢許多，食物釋放糖進入血液的速度愈快，升糖指數就愈高。

就現在而言，你需要知道的是：主要的高升糖指數食物是白麵包、大的烤馬鈴薯、大多數即食早餐麥片以及糖本身都是。比較好的選擇是黑麵包和黑麥麵包，它們的升糖指數較低；新生長出來的馬鈴薯、地瓜和山藥也是。豆類、綠葉蔬菜、義大利麵和大多數水果的升糖指數都很低。選擇低升糖指數的食物，會讓你不帶恐懼地吃富含碳水化合物的食物。

假使甜食和澱粉類零食已經占據你的生活，解決辦法不是避開，而是加以選擇——低脂、低GI值。

靠糖賺錢的黑心企業

糖類工會是由十六家糖類公司組成的產業團體，我在法戈成長的過程中認識了其中一家公司。每每只要風向正確，水晶糖業的糖用甜菜加工工廠就會在我家上方飄送出獨特的味道。

糖類工會亟欲指出，美國人吃的糖不如他們想像中多，大約一天只有四十公克。這並不多不是嗎？不過那只是計算蔗糖和甜菜糖的部分而已，更多的糖來自玉米糖漿（你在很多食物中會找到）、蜂蜜和其他糖精。下次當你在便利商店排隊時，隨手選一個零食糕點，或者看看一般的六百西西汽水瓶，你就會發現裡面有超過六十公克的糖。

食品公司不是光靠糖讓你上癮。以汽水為例，每家公司都不斷地增添其他化學物質讓你持續購買。可口可樂的故事始於一八八六年，當時，亞特蘭大的藥劑師約翰・潘柏頓混合出一種焦糖色的液體來治療頭痛，約伯藥局用一杯五分錢的價格銷售，很快地以「理想大腦補藥」的稱號打起了廣告。這種液體的確是「理想大腦補藥」，裡頭混合了古柯鹼和可樂果的萃取物。

最後，該公司用咖啡因取代了古柯鹼，但任何前一天晚上過度放縱的大學生都會跟你說，這還是能稱為「大腦補藥」：一瓶六百西西的可樂有五十八毫克的咖啡因，而健怡可樂則有七十八毫克，只略少於一杯咖啡。

該公司會關心小孩子可能對咖啡因上癮嗎？當然不會。看看二〇〇二年八月十三日我在可口可樂公司網站「迷思和謠言」類別中，該公司所張貼的澄清文字就知道了：

「咖啡因不會讓人上癮。咖啡因是歷史悠久的食物供給品，早在西元前二七〇〇年就有人使用。科學研究從藥物依賴的標準來評估咖啡因的生理影響，研究清楚顯示咖啡因和藥物濫用或藥物依賴不同。的確，如果突然中止

小心！隨便一個零食糕點，或是一瓶六百西西的汽水，就含有超過六十公克的糖。

使用咖啡因，有些人會有某些戒斷症狀；但要是在合理時間內緩慢進行，大多數人甚至不會感受到這些症狀。最重要的是，一般軟性飲料的咖啡因含量極小。大多數可樂飲料所含的咖啡因數量，大約是相同數量咖啡的三分之一，同等重量茶類的一半。」

咖啡因不會讓人上癮？這就是媽媽所謂的「謊言」！毫無疑問，咖啡因會讓人上癮，熱愛咖啡因的使用者很熟悉這些症狀，例如停止喝咖啡時會經歷的頭痛。當然這些症狀並不特別嚴重，而且用每一西西來相較，可樂的咖啡因含量的確比咖啡少，但這有點像在說葡萄酒的酒精含量比烈酒少。這些產品的使用者會依照情況調整份量，以達到想要的大腦效果。

同時，含糖食品的份量一直謹慎但刻意地被提高。我童年時的汽水是一百八十西西瓶裝，而且只有在野餐或其他特殊場合才會喝；後來三百六十西西罐裝逐漸成為主流，但這樣的份量對某些難以喝完的人似乎已有點過多，許多人很不開心罐裝設計無法像瓶裝那樣有瓶蓋可用；最後三百六十西西加大到四百八十西西，再「進化」到六百西西。我敢說沒多少人會把其中一半放到隔天喝！

乾杯吧！速食餐廳和電影院只供應汽水，不再供應其他飲料。這有部分是行銷使然（這是超大杯的現象，和小杯相比，超大杯會讓你願意從口袋裡多掏出一點錢），有部分是上癮使然，習慣任何會使人上癮的物質的人，注意力會逐漸放在每天的用量，他們會心甘情願掏出錢來固定買某些產品，無論這是一包香菸、晚餐時的一、兩瓶啤酒，或早上一瓶六百西西的胡椒博士櫻桃可樂（Dr. Pepper）。

當然，你可以擺脫放縱吃糖的狀況，你可能感覺會好很多，而且很慶幸自己放棄了吃糖的習慣。即使你可能會因為孩提時期就養成嗜吃糖的習慣，在糖這個老朋友出現時，依舊忍不住流口水，並且抱怨一下，但你最後還是能破解它的誘惑。

3

給我巧克力，不然讓我死

巧克力的功用就像毒品
鴉片、咖啡因、類安非他命成分、類大麻酚物質
這些成分都和滑順的甜味包裝在一起

巧克力就像一場外遇，讓人墮落又充滿罪惡。但無可否認，對很多人來說，巧克力就是難以抗拒，我們對它朝思暮想、魂縈夢牽，一邊享受它的美味，卻很清楚這東西一點好處都沒有。

裹著糖衣的巧克力藥房

為什麼會對巧克力如此充滿熱情？再怎麼說，這不過是一種黏稠的豆類萃取物，而不是浪漫的美夢成真。研究者一直想要具體找出這種吸引力背後的祕密——巧克力製造商也是如此，他們希望盡可能將這場愛戀維繫得長長

久久。巧克力的祕密顯然不只是在它的甜味，畢竟忠實的巧克力愛好者絕不會只因為吃了一盒平淡無奇的多米諾（Domino）糖就心滿意足，巧克力也不只如某些人所言，是鎂等營養素的來源，事實上，無花果、豆腐和菠菜中也含有大量鎂，但你不會常聽到有人對這些食物念念不忘。

輕微的鴉片癮

其實巧克力在本質上是會讓人上癮的毒品，受巧克力影響的大腦區塊，就和海洛因或嗎啡影響的區塊一樣。

前面提過，鴉片類麻醉藥拮抗劑納洛酮會大幅減少巧克力的吸引力。密西根大學研究人員將納洛酮注射進自願者的血液，然後拿一盤點心給他們，此時納洛酮並未改變他們對爆米花的味覺——爆米花還是一樣受歡迎，拐杖麵包棒和餅乾也是。這代表並非每個人都想從食物中獲得迷幻般的快感，而是有其他因素，但只要是含巧克力的食物，情況就不一樣了！利用納洛酮可以阻斷巧克力像鴉片般的成癮效果，讓士力架和M&M巧克力的消耗量減少一半，Oreo的消耗量更減少了90%。換句話說，巧克力的甜味和充滿乳脂的質地的確令人愉悅，但真正的吸引力還是取決於對大腦的影響，要是沒了對大腦的影響，巧克力就不再是任何人都想一嚐的美味食物。

但別因此驚慌失措，的確，巧克力的功用就像毒品，但這不代表你必須搶劫便利商店來止癮。比起迷幻藥刺激鴉片受體的程度，巧克力還差得遠，但它的確會影響大腦，記得這一點很重要。巧克力的滋味、味道和「口感」的確很棒，但它對大腦的影響才是讓你欲罷不能的關鍵。

珍妮佛是一位三十四歲的銀行副總裁，十分熱愛巧克力。她到我們的辦公室接受訪問，談論參加飲食研究的事。很快地，話題轉到巧克力上頭，她擔心巧克力會增加飲食中的卡路里，使卡路里超出身體所能負擔的量。她最

巧克力在本質上是會讓人上癮的毒品，受巧克力影響的大腦區塊，就和海洛因或嗎啡影響的區塊一樣。

愛的是一種英國進口的小巧克力棒，裡頭還有堅果和水果的小碎片，但其實只要是巧克力，都能讓她心花怒放。在某些時候，巧克力更是特別誘人，尤其當她感到疲倦，或是吃了辣的東西之後，她就一定得吃巧克力。經期前的二、三天更是無法拒絕巧克力的誘惑，她的朋友也熟知這種感覺，她們都經歷過這樣的事，也知道自己毫無招架的能力。

珍妮佛最感到困擾的，就是這種具強迫力的特質。她熱愛讀商標，也知道一根巧克力棒含有多少卡路里，但她似乎找不到任何有效阻止自己把巧克力吃下肚的辦法，並因此深感挫折。再怎麼說，她的教育、事業、財務狀況（還有她銀行裡和客戶的錢）都辦理地妥妥當當，但就是無法處理這種包裝精美但又可惡的小毒藥。多年來，她因為體重逐漸增加，才開始想控制自己對巧克力的渴望。

有這種問題的可不是只有她，**巧克力隱藏的「鴉片效果」在幾千萬人身上都發揮了同樣的魔力。**在回到珍妮佛的狀況之前，就讓我先用幾段篇幅描述巧克力在大腦真正發揮的作用吧——巧克力的化學行動還超過它讓人成癮的特性！

咖啡因和咖啡鹼

雖然含量比不上咖啡或茶，但巧克力也含有咖啡因：一塊四十五公克的Kit Kat巧克力含有五毫克的咖啡因，而一塊四十二公克的雀巢巧克力則含有十毫克左右的咖啡因。相較之下，一杯茶有三十六毫克的咖啡因，而你必須吃下整杯的巧克力碎片，才會吃進一杯咖啡的咖啡因數量（一百毫克）。

在和咖啡因相關的化學物質——咖啡鹼（theobromine，英文字面上的意思為「眾神的食物」）含量方面，巧克力的含量明顯勝出其他食品。咖啡鹼是一種類似咖啡因的興奮劑，兩者的化學結構和「提神」效果都很類似，但咖啡鹼溫和許多。假使你有養狗，可能就聽過咖啡鹼——這就是為何巧克力是愛犬的毒藥，因為狗無法立刻分解、消除咖啡鹼，而咖啡鹼可以摧毀牠們的心臟、腎臟及神經系統。所有巧克力產品都富含咖啡鹼。

類似安非他命的苯乙胺

巧克力也含有苯乙胺（phenylethylamine，或稱PEA），這是種類似安非他命的化學物質，但含量只有切達起司或義大利蒜味香腸的十分之一。

巧克力像大麻一樣

巧克力也略含類似大麻酚（亦稱THC）的混合物，而大麻酚就是大麻的活性成分。為什麼說巧克力像大麻一樣？以下是科學家的發現：大腦細胞一般會製造出一種稱為大麻素（anandamide）的化學物質，這種化學物質類似大麻的活性成分，也就是大麻酚。巧克力中的某些化學物質顯然會延遲大麻素在腦中的分解速度，因此大腦的愉悅感受會比平常持續得更久一點。

巧克力不只是像藥物只含單一混合物而已，它基本上就是一家藥房——含有輕微的鴉片、咖啡因、類似安非他命的成分，還有和一小口大麻一樣的物質，而這些成分都和滑順的甜味包裝在一塊兒！

數十年來，醫學研究人員已經承認巧克力具有會讓人上癮的能力。在一項一九九九年的研究中，研究者將巧克力成癮者與其他不特別喜愛巧克力的人相比較，發現兩者對巧克力的生理反應差異極大。他們讓受試者觀看巧克力的圖片，再拿一個裝滿卡布理（Cadbury）巧克力的碗給他們，巧克力成癮者一聞到、嚐到巧克力，甚至只看到巧克力的圖片，脈搏就立刻加速，並開始分泌唾液，遠超過另一組的反應強度。為了客觀起見，研究人員也測試了他們對汽車雜誌的反應，並發現在兩組人中，汽車雜誌並不會引起太大的反應。

除了化學效果，有些研究者也認為光是巧克力的味道和口感就足以讓人上癮。巧克力帶來的感官經驗很可能強烈到使某些人上癮，那些有低度D_2

巧克力基本上就是一家藥房——含有輕微的鴉片、咖啡因、類安非他命成分，還有和一小口大麻一樣的物質！

基因的強迫性賭博者就是如此，他們對快速轉變的冒險行為、意料之外的贏錢及輸掉鉅款的反應，和其他人的反應大大不同。同樣地，巧克力在各種感官上給人的綜合感覺，也和其他食物不同。稍後我們會討論到，光是舌頭接觸到糖的「味道」，似乎就會傳遞訊息到大腦，引發幾乎是立即可見的「鴉片效果」，而巧克力除了富含各種化學物質，也很可能具有相同的效果。

巧克力中沒有任何一種單一原料（可可粉、可可奶油或糖）能壓制巧克力對人造成的渴望，這當然不是低估巧克力成癮的物質基礎。就像吸菸者「應該」要滿足於尼古丁貼片，但一般而言他們並不會就此滿足，因為他們已經習慣吸入尼古丁的菸味，熱愛巧克力的人會逐漸將巧克力帶來的感官刺激與巧克力細緻、愉悅的滋味連結在一起，任何嗜吃巧克力的人都不會只滿足於聞一聞或嚐一嚐巧克力。一旦你想吃巧克力，就想真正的猛嗑一頓。

伴隨快樂而來的罪惡感

巧克力真能讓我們感覺好一點？嗯，會有一點。一項針對自稱巧克力成癮者的研究發現，這些人吃完巧克力後會有強烈的滿足感，但他們的愉悅又會被隨之而來的巨大罪惡感所破壞，偶爾吃巧克力的人不會有這種體驗。

珍妮佛就深切感受到這點，雖然品嚐每一口巧克力的確讓她感覺愉快，但大約吃了半根巧克力棒後，她就開始感到後悔，有時候還會把吃剩的部分丟掉，然後開始計算要做多少運動才能燃燒掉剛剛吃下去的卡路里。

同時，她也在這項研究中體驗到其他驚人的發現：對巧克力的渴望主要不是由飢餓所引起的。飢餓確實會讓渴望更強烈沒錯，但她也會在肚子飽的時候狂吃巧克力，而且這種事老是一再地發生。

吃完巧克力後會有強烈的滿足感，但這份愉悅又會被隨之而來的巨大罪惡感所破壞。

巧克力到底是什麼？

儘管巧克力會激發我們的強烈渴望，但是當腰圍開始不斷增加的時候，我們又會把矛頭指向它。儘管如此，巧克力還是可以抗辯自身的無辜，它或許誘人，卻不是惡魔，以下便是這種植物性黑金的真相：

巧克力來自可可樹的豆子。在史前的中美洲，阿茲提克人將這些豆子製作成一種稱為巧克力特爾（chocolatl，意為「溫暖的液體」）的飲料。今日居住在墨西哥的蒙特祖瑪人，就特別熱愛巧克力特爾，並在當時將這種飲料獻給早期西班牙的征服者。哥倫布當時已經把可可豆買回西班牙，但是它們的苦味卻使得這些豆子在歐洲滯銷，而斐迪南國王和伊莎貝拉皇后也不認為可可豆有什麼商業潛力，一直到添加了一點香草和肉桂之後，這種飲料才一炮而紅。

今天我們所知的固態巧克力，是直到十九世紀中才出現的，當時巧克力製造商有了重大發現，他們發現如果從豆子萃取出可可脂，這些可可脂最後可以變成可可粉，適合用於烘焙。更重要的是，要是把更多的可可脂加在豆子上，就可以製造出乳脂狀的巧克力，這種巧克力和糖果包裝紙搭配的天衣無縫，而且一直是市場上的熱賣商品。現在將這種乳狀、深棕色的混合物稱為巧克力糖，或許你很難想像它直到一八〇〇年代中期才出現，但巧克力的確是一種現代產品。

今天，要製造巧克力就要種嬌嫩的可可樹，打開豆莢取出幾十顆乳色豆子發酵，再讓豆子乾燥後烘烤，最後壓擠豆子得到巧克力汁，而可可脂就能從巧克力汁中萃取出來。白巧克力則由可可脂、固態牛奶、糖和香草製成。

在這世界上，最熱愛巧克力的人，就是法國巧克力學會（Le Club des Croqueurs de Chocolat，croqueurs代表「咀嚼者」）的成員，這些人一年聚會四次，評價最新上市這種褐色的人間美食。要是你想加入，最好有耐心一點——會員資格只限一百五十人，必須有人去世或退出學會才能讓你加入。而你也必須努力用功，因為面試內容包括以下問題：「假設你在超市買巧克力，你會看商標的哪些部分？」答案不是價格標籤或有效期限，咀嚼者希望知道你眼睛會掃過商標，尋找可可成分60%以上的巧克力，並了解豆子的產地。如果你辦的到這一點，他們還會設法提出一連串問題：「criollo是什麼意思？」答案不是字面上的「把它淋在一塊巧克力上時，它真的會燒起來。」或是「我們把它放在洗手臺下面。」正確來說，criollo是一種生長於中南美洲的可可樹，能製造出品質最佳的巧克力。

巧克力不只讓人發胖

如果你吃巧克力的「習慣」是指偶爾吃根巧克力棒，那就沒有什麼理由好擔心的，因為這不會讓你的體重輕易增加。但如果你不只是偶一為之，那可能就麻煩了。對開始迷上吃巧克力的人來說，這或許會增加脂肪，一般巧克力棒的脂肪和糖的比例大約是一比一，含有約兩百卡路里和十到十五公克的脂肪，這樣的脂肪量算很多了。

其他引起偏頭痛的食物包括蛋類、柑橘類水果、小麥、堅果、蕃茄、洋蔥、玉米、蘋果和香蕉。

巧克力不只是會讓人發胖而已，和乳製品、紅酒、肉類和其他幾種食物一樣，巧克力還會引起偏頭痛。

此外，巧克力也會導致負面情緒。有些女性發現**在經前一週，巧克力讓她們更暴躁易怒**，然而不幸的是，那時也正是她們最想吃巧克力的時候。巧克力對每個人的影響不盡相同，所以你更該了解它對你的情緒會產生何種影響。

製造商的謊言

巧克力製造商協會的代表每五年會進行一次荒謬的長途旅行，進入華盛頓特區的政府聽證會，會中有聯邦小組重新改寫的《美國人飲食指南》——過去的健康飲食藍圖。他們會與糖類協會、食鹽機構和其他每一種健康或非健康的食品，共同遊說此小組將該協會推廣的食物納入飲食建議中。

巧克力製造商協會一共有九名成員，包括賀喜、M&M/Mars、雀巢及其他較不知名的品牌。這些公司控制了美國95%的巧克力產量，生產價值每年達數十億美元。和乳製品、肉類產業相比，巧克力廠商的遊說行動可說微不足道，但他們仍試圖說服政府在飲食指南金字塔中納入巧克力群，或讓學校午餐以巧克力為主食。不僅如此，該協會還發布了令人安心的媒體新聞，例如「巧克力的營養足夠」和「巧克力包含了『健康的』抗氧化物」。巧克力產業唯一陷入的重大爭議是在西非剝削童工的作法，引起了各方論辯，這個問題涉及成千上萬處於奴役狀態的兒童，十分嚴重。巧克力產業已開始處理這個問題，但真正要解決的恐怕還遙遙無期。

產業科學家已開始努力找出適當的原料組合，讓顧客重新回籠。他們得出一個結果，糖和脂肪的含量各占一半才是最難以抗拒的美味。然而，這樣的組合必須依據個別顧客微幅調整：研究發現兒童喜歡的味道，對成人來說稍嫌過甜；體重過重的人往往會選擇脂肪較高的食物，而較瘦的人可能會像Jack Sprat一樣只挑低脂的食物吃（編註：美國經典兒歌裡的人物，歌詞提到Jack不能吃肥肉）；男人回家會吃高蛋白、高脂肪、多鹽的食物像是牛排、漢堡等，女人往往會選擇糖和脂肪的混合物，例如甜甜圈、冰淇淋和巧克力。

糖果產業將這些因素都納入考量，以取得最大的市場。在高含糖量的市場中，M&M/Mars製造了三劍客巧克力，一根巧克力棒就含有四十公克的糖，糖卡路里的含量約是脂肪卡路里的兩倍；就高脂肪量市場而言，Twix和M&Ms的各種花生產品，脂肪卡路里的含量比糖卡路里多。而Milky Way和士力架的目標客群則是鎖定口味介於中間的人。

巧克力廠商竟然試圖說服政府在飲食指南金字塔中納入巧克力群，或在學校午餐中以巧克力為主食。

靠藥物戒巧克力不是唯一辦法

產業科學家正努力讓人們對巧克力上癮，但健康研究者卻努力找出方法讓我們戒除這些食物。有些人轉而求助藥物，而這些藥物多少也發揮了功效。如同前述，納洛酮可以阻斷癮頭，減少狂吃的狀況，整體而言確實可以降低食物攝取量；食物愈誘人，也就是對大腦愉悅中心的效果愈強，納洛酮阻止狂吃的效果就愈明顯，但這不是唯一有此功效的藥物。

威博雋（Bupropion/Wellbutrin）是一種抗憂鬱的藥物，可以減少某些人對巧克力的癮頭。一位五十六歲的女性，終其一生嗜吃巧克力，平均每天都要吃掉〇・九公斤的巧克力。陷入憂鬱的情緒之後，她的醫生開給她威博雋提振精神，幾乎在一瞬間，她的巧克力癮就停止了，它們對她而言變得毫無吸引力。接受治療後的第一個月，她就減輕三・一五公斤。這種藥不只能幫助巧克力成癮者情緒好轉，還解決了成癮問題，即使在感覺愉快時也有同樣效果。威博雋之所以會發揮作用，或許是因為其化學成分接近苯乙胺——這是一種像安非他命般的混合物，可以在巧克力、起司和香腸中發現。

妥泰（Topiramate/Topamax）可用來治療癲癇，研究發現似乎也可以用來降低食欲，甚至減輕體重。他們曾把這種藥應用在暴飲暴食者身上，看看是否有所幫助。結果證實它的確發揮功效，在幾個月的治療之後，參與者平均減輕了約十一・二五公斤。

然而，有些事情還是要特別注意，所有藥物都有副作用，納洛酮可能會造成肝臟的問題，妥泰則可能造成青光眼。相較之下，飲食改變的效果都是正面的，例如體重減輕、膽固醇減少、血壓降低等。

多數人都可以不靠藥物就和巧克力維持良好的關係，若有必要，你甚至可以和巧克力一刀兩斷，或把致命的吸引力轉變成較愉快的關係；第二部分會告訴你達到那個境界的步驟。

4

起司是餅乾上戒不了的鴉片

每公克起司的膽固醇含量比牛排要多
但它卻是注意健康的人最難擺脫的食物之一

說到起司你會想到什麼？是熱披薩上黏呼呼的義大利白乾酪互相牽拉、緩緩滑落的景象嗎？或者你會想到法國麵包和羊乳酪？布里乾酪和一杯酒？你的每一餐都包含某一種乳酪嗎？如果答案是肯定的，那你就和多數人一樣，很可能也正在和自己的體重奮戰。

起司70%的卡路里都來自會增加腰圍的乳脂，它每一公克的膽固醇含量比牛排要多，卻是注意健康的人最難擺脫的食物之一，有些人生動地將該情況比喻為「酒鬼總會記得自己喝的最後一杯酒」。起司到底有何奧妙之處？

起司70%的卡路里都來自於會增加我們腰圍的乳脂，每一公克的膽固醇含量比牛排還要多！

這是我們一位受試者喬的問題，童年時期她並不特別喜歡起司；讀中學的時候，她開始偶爾吃吃烤起司三明治；然後一點一點地，起司就漸漸出現在她的餐盤上：披薩、灑在沙拉上的點綴品、起司義大利麵，有時還是直接從一大塊起司切下的切片！她特別喜愛在土司上融化的起司，有時甚至會把鋪滿起司的土司放進烤箱裡，烤到起司呈現點點金黃焦痕——作法容易，嚐起來又美味，還能填飽肚子，實在是再棒不過了！

二十歲時，她的體重開始成為問題，年復一年，問題愈滾愈大。她一到我們的辦公室，營養師就給她一個天秤，要求她測量並記錄所吃的每一樣東西。一週後，她帶著一張清單回來，這張單子讀起來就像起司廣告：午餐時吃烤起司，裡面有十八公克的脂肪；到必勝客吃晚餐，兩片披薩又含有二十公克的脂肪；她也會吃布里巧克力和餅乾當宵夜，這又有十五公克的脂肪量。一天之中，光是起司她就吃下了五十三公克的脂肪。

但知道問題並不表示就能解決它。當她仔細列下要割捨起司的生活前，她會優先放棄的其他東西：男朋友、音響、車——萬一必要的話，薯條、麵包、水果和蔬菜也是。其中，巧克力令她很難抉擇，但實際情況是：即使是巧克力，也無法帶給她起司一樣的滿足感。

起司是藥物嗎？

起司的吸引力不在滋味或味道，至少一開始不是，畢竟沒有人會賣聞起來像舊襪子的香水、芳香劑或香氛。起司就像啤酒或香菸，味道一開始甚至可能有點令人討厭。它真正的誘惑力可能主要隱藏在它的鴉片類藥劑，最近幾年，這些物質的影響性讓科學家感到非常地訝異。口感和味道還在其次，科學家猜測，我們會逐漸將酒精飲料的滋味與隨之而來的愉悅放鬆感連結在一起，同理，我們也會將起司的滋味與真正重要的事——也就是腦中正在發生的種種反應產生連結。

一九八一年，艾里哈祖姆和北卡羅萊納三角公園威爾康研究實驗室的同事提出驚人的發現，他們在分析牛奶樣本時發現一種化學物質的蹤跡，看起來與嗎啡很類似。之後他們又進行多次化學測試，最後得出結論：事實上，那就是嗎啡——含量不高，但牛奶和母奶中的確都有它的蹤跡。

沒錯，嗎啡是一種鴉片，也極易讓人上癮，牛奶裡怎麼會有嗎啡呢？起初，研究者認為這一定來自牛的飲食，雖然醫院使用的嗎啡原料來自罌粟，但也可以利用其他幾種植物以天然的方式製造出來，而這些植物可能就是牛的食物。但結果顯示，實際上這些牛和罌粟一樣，是在自己體內製造出嗎啡的。**微量嗎啡、可待因**（編註：一種鴉片類藥物）**或其他鴉片，顯然是在牛的肝臟中製造出來，而且最後會在牛奶中出現。**

但其他研究者很快就發現，這只是一個開始。牛奶或其他動物的奶都含有一種叫「酪蛋白」的蛋白質，酪蛋白會在消化過程中分解，釋放許多稱為「酪蛋白嗎啡」的鴉片。一杯牛奶約含有六公克酪蛋白，低脂牛奶還會多一點，而起司的製造過程中酪蛋白會濃縮。三十公克的起司切片約有五公克酪蛋白，而且每一公克都還有幾百萬各自獨立的酪蛋白分子，如果使用高階顯微鏡檢視其中一個分子，會發現這看起來像一長串珠子。這些「珠子」是胺基酸，胺基酸互相結合就組成身體裡所有蛋白質。喝下一杯牛奶或吃下一片起司時，胃酸及內臟的細菌就會剪去酪蛋白分子鏈，使它成為長短不一的酪蛋白嗎啡，其中一種是僅由五種胺基酸組成的短鏈，這種酪蛋白嗎啡含有約嗎啡十分之一的止痛效果。

它們有什麼功能呢？來自母奶的鴉片似乎能讓嬰兒平靜，事實上這也可能是評估母子關係的良好工具，這和搖籃曲或輕聲說話不一樣，因為心理上的關係總是會有物質作為基礎。無論喜不喜歡，母奶對嬰兒的大腦的確有藥物般的效果，讓母子間緊密相連，並可持續讓嬰兒食用，使嬰兒獲得需要的

牛奶或是其他動物的奶都含有一種稱為「酪蛋白」的蛋白質，在人體消化過程中會釋放許多「酪蛋白嗎啡」。

> 牛奶和母奶不同，充滿了酪蛋白，故凝結時會呈現白色，其乳漿的含量很低（乳漿是牛奶凝結後留在水狀部分的蛋白質）。人類的母奶則相反：酪蛋白低而乳漿含量高。

所有營養素。酪蛋白嗎啡就像海洛因和可待因一樣，會減緩內臟活動，並有明顯止瀉效果。這或許解釋了成人常發現，起司和鴉片類的止痛藥一樣容易造成便祕。

乳製品產生的鴉片有多少會進入血液之中，仍是懸而未決的問題。直到一九九〇年代，研究者都還認為這些蛋白質的碎片太大，無法穿過內臟壁到達血液，其中嬰兒是例外，因為他們的消化道還未成熟，無法確實篩選通過的東西。研究者指出，牛奶的鴉片主要是在消化道中發揮功能，而且會透過從內臟到大腦間流動的荷爾蒙，間接對大腦造成舒適或撫慰的感覺。

然而，法國研究者拿低脂牛奶和優格給受試者食用後發現，有部分酪蛋白碎片會進入血液，這些碎片數量在進食後四十分鐘達到高峰。其他研究者發現，若將乳製品納入餵母乳的女性的飲食中，牛奶蛋白質就會從她的消化道進入血液，再大量進入自己的母奶中，足以刺激吃母乳的嬰兒胃部，造成絞痛。

其他驚人又令人害怕的發現也相繼出現——母乳也含有酪蛋白，但數量少於牛奶，且形式稍有不同。瑞典研究者針對剛生產完的女性進行研究，發現母奶的鴉片有時會從胸部直接進入該女性血液中，然後再進入大腦。血液中若具有大量這類鴉片成分，會導致女性產後的精神疾病——長期以來，大家一直懷疑這種混亂、妄想和產生幻覺的症狀（程度超過產後憂鬱症的情緒改變），不只是因為生小孩的壓力、母親的責任，或喪失年少純真的心理壓力。事實上，這是因為有東西正在毒害母親的大腦。瑞典研究者認為，這種東西可能是母奶中酪蛋白釋放的一種鴉片，重點是，酪蛋白既是藥物也是營養素，而且這是所有牛奶產品的主要成分，起司的含量又特別多。

起司的酪蛋白含量比牛奶和母奶超出很多，還具有藥物般的化合物，它含有類似安非他命的化學物質苯乙胺，巧克力和香腸中也可以發現苯乙胺的蹤跡。起司和其他乳製品中也有其他許多荷爾蒙和化合物，但我們現在還不了解這些物質的功能，研究者逐漸揭開箇中祕密，並試圖理解它們的生物效果，包括為何可以導致那麼多人上癮。

不吃起司的種種好處

我們先假設你非吃起司不可吧！也許你會想：有必要那麼認真地看成一回事嗎？當然有必要，從浴室的體重計就足以明白這點。我們的受試者喬決定，為了科學研究，她暫時一段時間不吃起司，結果在所有飲食改變中，這個做法顯然對她的脂肪量影響最大，同時也對她的體重造成巨大的差異。即使沒有運動或限制卡路里攝取量，她的體重仍慢慢改變了，雖然緩慢，但絕對成效顯著——平均一週減輕〇・四五公斤，而且每週都是如此。

當你抵擋住這種誘惑，你將獲得以下的回報：

減少體重和膽固醇

起司製造過程的重點就是濃縮脂肪和蛋白質（也就是酪蛋白），同時擠出水和乳糖。六十公克左右的起司至少含有十五公克的脂肪和兩百左右的卡路里——甚至在起司接觸到三明治前就是如此，這樣的數字其實並不令人意外。暫時不吃起司後，你就再也不會吃進那些脂肪和卡路里了。

不幸的是，美國人正背道而行。乳製品產業的數字顯示，一九七五到一九九九年之間，每年美國的起司消耗量加倍成長，從每人六・七五公斤增加到十三・五公斤，這可以轉換成每個人身上一萬四千四百毫克的膽固醇和四・五公斤的脂肪，這還只是光從起司所攝取到的而已。假如這些重量的其中一

> 最近一項評論發現，牛奶中含有以下的荷爾蒙及相關天然化學物質：泌乳激素、體抑素、褪黑激素、催產素、成長荷爾蒙、下視丘分泌性腺釋素、甲釋素、甲狀腺促進素、腸血管活性多胜、抑鈣激素、副甲狀腺荷爾蒙、皮質醇、雌激素、黃體素、胰島素、表皮生長因數、胰島素樣生長因數、紅血球生成素、蛙皮素、神經降壓素、蠕動素，以及膽囊收縮素。

小部分轉換成你的腰圍，每年讓你體重增加○・四五公斤，大概就可以解釋整個美國正經歷的體重問題。也就是說，平均每一個美國人每年體重增加○・六七五公斤，對於起司的集體狂熱可能是其中一個很重要的原因。若想要找到簡單的方法縮小腰圍，擺脫起司的糾纏會很有幫助。

一旦擺脫起司的誘惑，不只能甩掉脂肪，也會遠離最糟糕的脂肪，起司內的脂肪大多數是「飽和」脂肪。這種脂肪往往會增加膽固醇量，並提高血管阻塞和心臟問題的風險。

假如你搞不清楚脂肪和膽固醇的差異，我可以告訴你，它們實際上是兩種完全不同的東西：脂肪是你可以在雞皮底下發現的東西，攪拌一塊牛肉時也可以看到，這也是造成牛奶的濃稠度和起司滑順口感的原因；膽固醇則是小粒子，堆積在所有動物組織的細胞膜中，**在肉類中，大多數的膽固醇其實位於瘦肉。**六十公克的切達起司或義大利白乾酪含有約五十到六十毫克膽固醇，牛排或碎牛肉每六十公克也有差不多的膽固醇量。因此，只要你能找到其他方式為三明治加料或準備砂鍋菜，就等於是幫身體一個大忙。

減緩關節炎和頭痛

要是你有關節炎和頭痛的問題，你真正需要的處方就是避開起司和其他乳製品。一九八五年，英國一份醫學期刊報導了一個八歲女孩的病例，她罹患幼年型類風濕性關節炎，這種疾病的成因一直是個謎，直到停止吃乳製品，她才痊癒，症狀也完全消失。

要注意的是，即使是少量牛奶也足以使病情復發！當時一般認為由食物引起關節炎的病例極為稀少，但研究顯示，20%到60%間典型的類風濕性關節炎病例和飲食有關，而乳製品似乎是最常見的引發物。問題並不在於乳製品的脂肪，而就一般人對脂肪這個字眼的理解，也不會認為這一定是過敏。

注意！六十公克左右的起司至少含有十五公克的脂肪以及大約兩百卡的卡路里。

這些症狀顯然是對乳蛋白的反應，所以避免不含脂肪或全脂的乳製品是會有好處的。

研究中發現，除了牛奶之外，其他經常引發關節炎的食物還包括有：玉米、肉類、小麥、蛋類、柑橘類水果、馬鈴薯、蕃茄、堅果，以及咖啡。

避開乳蛋白的攝取也有助於減輕偏頭痛，事實上，起司就是惡名昭彰的引發物。有些人對乳製品過敏，可能會產生消化問題、加重氣喘或其他症狀。假如你以為非得忍受痛楚或其他症狀不可，破解起司的誘惑還可能會帶來意想不到的驚喜。

預防前列腺癌

研究人員已經開始嘗試了解哪些東西可以減少罹患各種癌症的風險，結果發現，除了增加蔬果攝取量，並增加飲食中的纖維質之外，還可以採取另一個十分良好的步驟——戒掉乳製品。雖然這項發現令人訝異，但是目前至少已有十六項研究證實了這個說法。其中，兩項由哈佛大學進行的大型研究顯示，**與常吃乳製品的男性相比，少吃乳製品的男性罹患前列腺癌的風險會減少大約30%。**

會得到這樣的結果，是因為吃乳製品會增加血液中第一型類胰島素生長因子（insulin-like growth factor 1；IGF-1）的數量，而IGF-1會促進癌細胞大量生長，最近的研究更是指出，IGF-1數值不僅和前列腺癌有關，也和乳癌有關。

第二項解釋和維他命D有關，這種維他命實際上是一種荷爾蒙，可以幫助身體吸收來自消化道的鈣質，並保護前列腺免受癌症侵襲。維他命D一般由照到皮膚上的陽光製造，但也可以從飲食中攝取，然而這些維他命的形式都是不具活性的前驅物，為了要運作，這些維他命必須進到肝臟及腎臟，這樣它們才能使本身的分子結構產生改變並具有活性。

這就是乳製品為什麼會成為問題的原因了，乳製品的鈣質流入血液的時候，會提醒身體系統內已經有很多鈣質，所以身體並不需要讓維他命D具有活性來吸收更多鈣質，導致血液中具有活性的維他命D數量顯著下降，結果罹患前列腺癌的風險也隨之增加。當然，牛奶常包含一些添加的維他命D，但這些是不具活性的前驅物，而吃乳製品會阻止體內維他命D具有活性。除此之外，無論是乳製品或是其他來源，只要是富含動物性脂肪的飲食，往往就會增加身體睪丸素的製造量，而這也跟前列腺癌的風險有關。

預防骨質疏鬆症

- **減少鈉**：起司裡充滿了鈉，這些鈉來自製造起司的牛奶，以及製造過程中添加的鹽。六十公克的切達起司含有約三百五十毫克的鈉；等量的維菲塔起司含有超過八百毫克的鈉；一杯低脂鄉村起司則有九百毫克以上的鈉。鈉對血壓的影響眾所周知，但更嚴重的是它對骨質疏鬆症的影響：鈉會刺激鈣質通過腎臟，然後隨著尿液流失。只要戒掉起司，就能跳過飲食中鈉含量最多的來源之一。
- **乳製品的鈣質危機**：起司含有豐富的鈣質？你的確需要一些鈣質建立骨骼，而鈣質在血液中也有其他功能，但我們不一定非得依賴乳製品才能獲得鈣質，日本、中國、非洲某些地區和傳統上不吃乳製品的地方就足以證明這一點，這些地區的人骨骼發展完全正常，而骨質疏鬆症造成的骨骼破裂情況比美國及歐洲少很多。事實上，綠色蔬菜、豆類、強化果汁和其他許多食物中也含有很多鈣質。

  賓州州立大學的研究人員發現，正值骨骼發育顛峰的女孩（十二到十八歲）中，額外補充鈣質的女孩，對骨骼成長並沒有太大的幫助，這就像把多餘的磚塊倒進工地，希望這些磚塊成為建築物的一部分，但它們並不會成為建材一樣。順道一提，造成骨骼成長差異的是運動，會運動的青少年顯然比不活動的同儕骨骼發育要來得好。

  同樣地，在一項針對近七萬八千名女性、為期十二年的研究之中，哈佛的

戒掉起司，就能跳過飲食中鈉最多的來源之一；從乳製品或任何其他食物大幅增加鈣質攝取量對骨骼幫助也不大。

研究人員發現，乳製品的鈣質對骨骼強化其實毫無幫助。**與沒有或很少從乳製品中獲得鈣質的人相比，那些從乳製品獲得最多鈣質的人，實際上臀部骨折的機率竟然多出將近一倍！**

廣告商一直設法利用「乳製品或一般的鈣質能預防骨骼破碎」這樣的迷思來賺進大把的鈔票，但是科學研究已經明確指出，從乳製品或任何其他食物大幅增加鈣質攝取量，對骨骼幫助不大，甚或沒有幫助。

然而，其他因素的確會造成重大差異，運動就是關鍵。維他命D（來源為日光或維他命補充品）也有助於保持骨骼強壯，蔬果則提供維他命C來建立骨骼內部的膠原蛋白。我們必須要了解，大多數情況下，骨骼疏鬆症並不是鈣質攝取量不當所造成，這其實是一種鈣質過於快速流失的症狀。鈉（鹽）、飲食中的動物性蛋白質、抽菸和其他因素會讓情況更嚴重，而增加額外的鈣質，無論是取自乳製品或補充品，在預防或減緩骨質流失方面大部分都沒有效果。

要是你能打破起司的誘惑，你會感覺很好，向脂肪和卡路里說再見，而在這種絕不吃虧的交易中，也會為身體帶來許多其他好處。

乳品業和政府的聯合騙局

要是起司和其他乳製品會帶來那麼多健康問題，為何這些產品長久以來都具有健康形象，還能藉此獲利？首先，早在研究人員認真檢視乳製品的健康影響之前，政府推動食用乳製品的計畫在一九〇〇年代初期就已經開始，至今每年都有數百萬美元的金額投入廣告宣傳活動以維護乳製品的形象。

在美國，乳製品產業和聯邦政府具有奇特的關係，彼此緊密相連。牛奶製造商和加工商將部分銷售盈餘投入一個基金，農業部會指派由三十六位成員組成的乳製品委員會，和二十位成員組成的液態乳委員會，使用這筆兩億美元（約六十五億臺幣）的錢，透過一個稱為乳製品管理有限公司的組織，利用廣告來進行宣傳活動、速食促銷和其他計畫。

和溫蒂漢堡的「堅情」

二〇〇〇年的《美國農業部乳製品促銷計畫呈交國會報告》描述了政府如何與溫蒂漢堡、必勝客、修尼、丹尼及班尼根速食連鎖店等企業合作，確保起司會在它們的菜單上明顯陳列。

這份報告詳細敘述農業部和溫蒂漢堡發起的計畫——「切達情人培根起司堡」，光光只是這項產品，就在促銷期間增加了一〇〇・二五萬公斤的起司使用量，其中起司裡面就含有三百八十噸脂肪和一・二噸純膽固醇。沒錯，這是官方批准的政府計畫，但這除了豐厚該產業的荷包之外，沒有其他用途。

與Subway共舞

一九九六年，起司還不是潛艇堡三明治（Subway）的必要原料，所以乳製品管理有限公司與潛艇堡簽訂合約，花了五萬美元（約一百九十萬臺幣）幫助這家連鎖餐廳推出促銷起司的方案，並在兩種三明治——藍帶雞肉堡及香熱蜂蜜辣椒堡——中加入起司作為必要原料，期盼增加三萬多公斤的起司消耗量。

跟必勝客合作

乳製品管理有限公司也和必勝客共同合作，推出了「終極起司披薩」，每塊披薩加了約四百五十公克的起司，二〇〇〇年的六週促銷期間內，總共賣了二百二十五萬公斤的起司。漢堡王也加入其中陣容，目的是鼓勵消費者

政府竟然和溫蒂漢堡聯手「切達情人培根起司堡」計畫，促銷了三百八十噸的起司脂肪和一・二噸的膽固醇。

在雞肉和牛肉三明治中加入起司，而整個產業也與其他許多連鎖餐廳和雜貨店，發展出財務上的合作關係。

插手政府營養政策

乳製品產業對美國營養政策具有舉足輕重的地位。《美國人飲食指南》是所有聯邦營養計畫的藍圖，二〇〇〇年起草這份藍圖的十一人小組當中，就包含了六位和乳製品、肉類及蛋類產業有財務合作關係的成員。除此之外，在制訂這份營養計畫的期間，小組並未將大部分記錄公諸於世。因為我們相信這種關起門來進行的過程違反聯邦法律，所以我的機構——責任醫療醫師委員會在聯邦法院控告了農業部、健康與人類服務部。最後，法院認同了我們的看法，並裁定小組未將過程公諸大眾檢視確實有過失。

乳製品產業市場分析師很了解有些人對起司上癮，事實上，他們已把消費者分成「渴望者」和「提升者」：「渴望者」不會客套，會直接把起司從包裝中拿出來吃或整塊食用，對他們而言，沒有起司的生活就不值得存活；「提升者」則利用起司當原料，把它們撒在披薩上或運用在食譜中。

二〇〇〇年十二月五日舉行的「起司論壇」中，乳製品管理有限公司起司行銷副總裁狄克・庫柏放出一張張幻燈片，顯示美國逐漸攀升的起司消耗量，他驕傲地歸功於產業的行銷計畫，其中一張幻燈片提出一個問題：「我們希望我們的行銷計畫做什麼事？」答案就是：「引發消費者對起司的渴望。」他接著詳述產業在連鎖雜貨店、飲食服務和素食餐廳推動銷售起司的計畫。他用一張兒童溜滑梯的卡通圖片當作結論：圖片上有一張大蜘蛛網，孩子溜到底部時都被困住了，標題是一隻蜘蛛對另一隻說：「假如我們能成功，我們就吃穿不盡了。」

5

沒有肉怎麼活

肉類會刺激胰島素釋放
而且釋放量和餅乾或麵包一樣高的驚人

煎牛排的嘶嘶聲可能就是誘惑所在，對很多人來說，烤架上的漢堡、烤雞、誘人的節慶火雞，或是浸在塔塔醬裡的魚排，都是最讓人垂涎三尺的食物。

這些食物的膽固醇或許足以沉沒一艘船，健康機構或許會要求我們食用這些食物時要適量，而卡通畫家也可能會嘲諷我們吃肉的習慣——屠夫這樣問：「你要吃肉搭配化療嗎？」即使如此，要戒除肉食習慣談何容易。

大多數健康機構都會鼓勵民眾限制吃肉的數量，甚至完全不吃，它們的建議其實很有道理，以肉為基礎的飲食習慣，比我們生活環境中其他因素更容易導致危及生命的疾病。多吃肉的人比少吃肉的人罹患癌症、心臟疾病、糖尿病、腎臟問題、肥胖、食物中毒和其他許多疾病的機會大很多，各研究團隊長期以來也試圖解釋動物性蛋白質、動物性脂肪和膽固醇，與這些疾病的因果關係。

嗜吃肉的人一直抗拒這樣的擔憂，所以採信支持高肉量飲食法的半科學言論，例如阿金飲食法（Atkins Diet）。然而，人一旦對肉上癮，他們就一直想維持在這種上癮的狀態。西方速食連鎖店推動的漢堡和炸雞在亞洲造成流行，也幾乎立刻引來肉食追隨者，就算這種飲食習慣造成體重問題、心臟疾病，以及前所未聞的罹癌率，人們上門光顧的盛況依舊。

我最近搭一架從洛杉磯到華盛頓特區的班機，午餐餐車來的時候，我旁邊的一對男女選擇了肉類，而非義大利麵，他們的對話自然地轉到了食物，顯然女人在替男人擔心，他有動過心臟手術，卻一直不改變飲食習慣，也沒有做任何運動。事實上，他的醫生完全沒有提供任何飲食建議，一再發作的心臟問題就像揮之不去的陰影。雖然兩人都六十幾歲了，但他們狀似新婚不久，而她很害怕他沒有好好照顧自己。

男人聽說過減少吃肉量的論述，也很願意相信飲食習慣改變能有幫助，但他無法想像。沒有肉的飲食怎麼可能令人滿足？不含酒精的啤酒或去咖啡因的咖啡或許還可以忍受，但沒有美味食物的生命實在不值得再活下去。

然而，從西岸飛到東岸的旅程持續了整整五個小時。這五小時足夠你我再想的更透澈一點。在回到這對夫妻之前，我們可以先看看問題的真正重點為何。

肉的致命吸引力

很多兒童一開始並不喜歡肉類，當嬰兒跟剛學走路的小孩開始嘗試吃固

比起少吃肉的人，多吃肉的人罹患癌症、心臟疾病、糖尿病、腎臟問題、肥胖、食物中毒及其他許多疾病的機會大很多。

態食物，這時他們會立刻喜歡上水果和米麥片，但他們往往會拒絕吃肉，好像媽媽拿給他們的是啤酒或香菸一樣。但不久之後，他們就會習慣吃肉，之後還會發展成非常難戒除的習慣。

二〇〇〇年的一項研究調查了一千二百四十四名成人，結果顯示，就算拿一千美元（約三萬多臺幣）給他們，還是有大概四分之一的美國人不願意放棄吃肉一星期，亞裔與西班牙裔的人就比較願意接受這個假設性的提議，只有不到10%的人拒絕，這大概是因為不含肉的飲食是他們傳統料理的一部分。相反的，美國黑人與白人就比較不願意了，有24%的白人和29%的黑人完全不願意拿肉換取現金。

人們可能只會偶爾想到膽固醇、脂肪、沙門氏菌、大腸桿菌、狂牛病和口蹄疫，然後就將這些威脅拋諸腦後，轉頭繼續大口吃肉。為什麼我們對肉類會有這樣的熱情？再怎麼說，大自然設計動物的肌肉組織是幫助牠們移動四肢、揮動翅膀或擺動尾巴，而非作為營養來源，不是嗎？你想知道的答案就在下面。

你愛的其實是脂肪

對開始吃肉的人來說，喜愛高脂肪食物有一些生物上的道理，脂肪剛好是我們吃的食物中卡路里最密集的部分：每一公克脂肪有九卡，每一公克碳水化合物或蛋白質只有四卡。由此可知，隨著人類演進，在物資缺乏的時代，那些能辨識出卡路里的人，亦即那些喜愛高脂肪食物的人，存活率會比較高，因為他們會攝取較高熱量，來面對貧困的生活。

假如喜歡脂肪會讓我們偶爾吃堅果、各式乾果或橄欖，那並不會造成傷害，但大自然絕對想不到同樣的吸引力會讓我們愛上漢堡、炸雞和其他含高脂肪、高膽固醇的危險食物。**只要看看肉的成分，就可以知道約20%至70%的卡路里都來自純脂肪。**

對肉的愛好可能近似對薯條、洋蔥圈或任何高脂肪食物的熱愛，也就是說，因為演化的壓力促使我們偏好高卡路里的食物，但單純的習慣也會促成我們偏好這種食物。科學家相信，一旦習慣餐盤裡日復一日放著高脂肪食物，我們就會愛上它們，而且往後也會繼續尋找這些食物。

肉的誘惑第一口就開始

除了為了攝取高脂肪食物，養成吃肉的習慣還有另一種原因，科學測驗顯示，肉類可能和糖及巧克力一樣，含有輕微但如藥物般的特性。研究者利用納洛酮阻斷受試者的鴉片受體時，肉就失去了吸引力。蘇格蘭愛丁堡的研究者發現，阻斷肉類的吸引力，會減少10%對火腿的食欲，降低25%對義大利蒜味香腸的欲望，也會減少將近50%的鮪魚食用量。順道一提，他們發現起司也是一樣——這樣的結果不會讓人感到驚訝，因為上一章我們已經討論過這個部分。

事實似乎是一旦肉類接觸到舌頭，引誘的力量就會在腦中釋放，因為我們習慣選擇卡路里密度高的食物（不論這方式正確或錯誤）餵飽身體，促使身體漸漸養成這種習慣。

刺激胰島素的釋放

科學家正檢視這種上癮之謎的另一個部分，結果他們發現肉類會刺激胰島素釋放，而且釋放量和餅乾或麵包一樣高得驚人，這項事實讓營養研究者感到非常驚訝。胰島素會進一步促成腦細胞間的多巴胺釋放，我們在第一章已經提過，多巴胺這種極致的化學物質會讓人感覺舒服，而每一次濫用鴉片、尼古丁、酒精、安非他命等藥物都會啟動這種物質，多巴胺可以說是主宰了大腦愉悅中心。

有人認為胰島素只和碳水化合物有關，對這些人來說，肉類會刺激胰島素釋放的事實可說是前所未聞。事實上，碳水化合物（含糖或澱粉的食物）

肉類會刺激胰島素釋放，進一步促成腦細胞間的多巴胺釋放，主宰大腦的愉悅中心，讓人感覺舒服。

在消化過程中會分解成天然的糖分子，胰島素則是護送糖進入身體細胞的荷爾蒙。糖分子進入血液後，就會刺激胰島素釋放，但蛋白質也會刺激胰島素釋放。在研究中，研究者提供各種食物給受試者，接下來的兩小時每五分鐘採集一次血液樣本，肉類明顯造成胰島素增加，有時增加的幅度甚至頗為驚人。事實上，**牛肉和起司比義大利麵造成更多胰島素釋放，魚類促成的胰島素釋放也比爆米花多。**

好消息是，一旦毅然決然不吃肉幾週，你對肉的記憶很快就會消退，而且速度令人驚訝。

根據我們的研究以及狄恩・歐寧胥博士的心臟病患都顯示，一旦去除吃肉的習慣，很少有人會持續對肉產生欲望，要是想的話，他們還是可以吃，但肉類已經無法再控制他們了。許多人的描述表示，就和戒菸者對菸草的感覺一樣——他們很高興自己擺脫了這種東西。

此時，在三萬七千英尺的高空上，我身旁的乘客疑惑究竟如何才能真正戒除吃肉的習慣：「我就是不認為自己做得到，我真的很難想像！」

我安慰他說：「你不用一開始就這麼做，在你想要戒除某些飲食習慣之前，第一步應該是開始吃新的食物，也許很多你喜歡的餐點裡面其實並沒有含肉。」

於是我們想出一份清單：蕃茄醬羅勒義大利麵、燉蔬菜、乾豌豆瓣湯、紅蕃椒就算不加肉還是很美味、所有的蔬菜咖哩菜餚都很棒，還有墨西哥食物——豆類墨西哥玉米煎餅加上辣的莎莎醬。他們也還沒有試過素食漢堡，但他們相信味道應該不錯；磨菇醬則很適合放在烤馬鈴薯上。

「慢慢來，找到你真正喜歡的東西。」我說，「一旦選出很多好的食物，廚房的架子也堆滿健康的東西，你就可以開始行動了，祕訣在於只要進行三週就好了。」

只要三週不吃肉，味覺就會開始改變，從全脂牛奶改喝無脂牛奶的人很快就會喜歡無脂的口味，而且再也無法喝全脂的品牌。只要全部的飲食都變清淡，短短三週的時間，改變就會出現。如果進行過程順利，而且沒有作弊偷吃的話，你的味蕾就會有新的偏好。三週之後，你可以決定要不要繼續保持下去。

到了飛機降落的時候，這對夫婦已經對這些可能的新選擇感到非常有興趣，男人可以對付心臟的問題，而且這種新的食譜對他已經開始產生了一些吸引力。

藉由飲食調整，他們可以獲得能量、保持身材、減輕一些體重，更重要的是，他們可以真正一起享受倆人的生命。

遠離肉救你一命

我們都聽說過，要是不吃肉，我們會比較長壽或比較健康。沒錯，遠離肉就等於幫了自己一個大忙。

預防及扭轉心臟疾病

或許戒除吃肉習慣最廣為人知的好處就是對心臟的影響。

一九九〇年，歐寧胥博士表示，利用蔬食飲食加上其他健康生活型態的轉變，確實重新暢通了他82%受試者阻塞的血管，他們無須動手術，甚至不用服降膽固醇的藥物，就可以大幅扭轉病況，這真的是心臟病學上的一大創新理論！

心臟疾病一般來說都始於肉類和其他動物製品的脂肪和膽固醇，這些食物會增加血液中的膽固醇，接著膽固醇的分子會侵襲血管壁，形成「粥樣硬塊」這種小突起，阻礙血液流到心肌。然而，只要不吃動物製品並維持低脂飲食，就可以立即停止這種過程。

一旦不吃肉幾週，你對肉的記憶很快就會消退，而且速度令人驚訝——只要三週不吃肉，味覺就會改變。

脂肪和膽固醇：肉類VS植物性食物

肉類	脂肪*	膽固醇	蔬食	脂肪*	膽固醇
大西洋鮭魚+	40	70	蘋　果	6	0
牛肉（厚實臀肉、瘦肉）	28	78	白　豆	3	0
雞肉（去皮的白肉）	23	85	甘藍菜	12	0
豬腰肉、瘦肉	41	81	扁　豆	3	0
生蝦	15	151	柳　橙	2	0
鮪魚、白肉	21	42	糙　米	8	0

* 根據卡路里百分比　　+ 肉的份量是105公克

雞肉和魚肉的脂肪或膽固醇含量還不夠低，比不上素食飲食的效果。看看數據吧：在卡路里的比例中，最瘦的牛肉大約含有28%的脂肪；最瘦的雞肉也差不多，約含有23%的脂肪；魚類則有所差異，但都含有膽固醇及比一般豆類、蔬菜、穀類及水果還多的脂肪。基本上，上述這些植物性食物的脂肪都在10%以下，因此，吃白肉僅會降低約5%的膽固醇量，但蔬食飲食卻會有三到四倍的效果，讓心臟血管能重新暢通。

輕鬆減重

歐寧胥博士的病患不只暢通阻塞的血管，體重也減少——第一年平均超過九公斤，責任醫療醫師委員會針對無肉飲食的研究也有同樣的結果。

有些人嘗試「除了肉以外什麼都不吃」，例如阿金飲食法和其他類似方法，都會禁止吃麵包、馬鈴薯、義大利麵、豆類和其他碳水化合物來減重，但另一個同樣有效而且健康許多的方法則使用完全相反的策略，飲食強調穀類、蔬菜、水果和豆類。由於肉類和其他含脂肪的食物絕對是卡路里含量最集中的來源，一旦這些食物從餐盤中消失，卡路里攝取量自然就會下降。因此，即使因為自身胃口而吃了富含碳水化合物的食物，他們的體重還是平均一週減少約〇・四五公斤，而且會一週一週地持續減輕，就算他們沒有特別計算卡路里或限制份量也一樣。

預防阿茲海默症

最近的研究顯示，選擇會使膽固醇下降的食物，好處不只是可以預防心臟病而已，膽固醇低的人，老年受到認知障礙折磨的機率小很多。

研究者還更進一步針對某種胺基酸（蛋白質的組成物）研究，這種胺基酸主要由動物蛋白質分解而來，稱為「同半胱胺酸」，它似乎會提高得到阿茲海默症的機率，減少血液中同半胱胺酸的數量似乎就可以減少罹患風險。好消息是，這很容易做到，關鍵在於：從植物來源攝取蛋白質，並攝取許多有助分解同半胱胺酸的維他命，像是葉酸、來自豆類和蔬果的維他命B_6，以及可以從強化食品或補給品攝取的維他命B_{12}。

預防癌症

戒除吃肉的習慣能減少整體約40%的罹癌率。根據哈佛大學針對數千名男性、女性的研究統計結果顯示，罹患結腸癌的機率會下降約三分之二。

科學家在尋找肉類與癌症相關確切證據的過程中，發現**煮肉時會產生致癌化學物質「異環胺」，而問題也不僅止於「紅肉」而已，雖然這些致癌物質往往出現在煮好的牛肉中，但烤雞和魚類中的含量更高出許多**。好消息是不含肉的飲食，無論是大蒜蕃茄醬義大利麵、蔬菜咖哩、菠菜千層麵或其他植物性食物，一般都沒有這些可怕的化合物，而且富含具有防禦功能、足以對抗癌症的營養素。

預防骨質疏鬆

如果從植物來源而不是從動物獲取蛋白質，你的骨頭會大鬆一口氣。

動物性蛋白質富含「含硫胺基酸」，這些組成蛋白質的酸性物質往往會過濾來自骨骼的鈣質，而那些鈣質會透過腎臟進入尿液中；植物性蛋白質則

肉類和含脂肪的食物絕對是卡路里含量最集中的來源，一旦這些食物從餐盤中消失，卡路里攝取量自然就會下降。

健康許多，這種蛋白質含有所有需要用來建造、修補身體組織的重要胺基酸，也有助於保護骨骼，而且它的含硫胺基酸含量少很多。

避免嚴重汙染的食物

很多人受到報導鼓勵而從紅肉改吃魚，一些報導指出：魚類含有「好脂肪」，但是這些「好脂肪」和其他脂肪一樣會讓人發胖——愛吃鮭魚的人的腰部和大腿可能會囤積許多好脂肪。

還有更糟的消息：魚類絕對是受汙染最嚴重的食物！環境專家監測魚類化學汙染的情況，定期提出報告。比方說，根據維吉尼亞州環境品質部最近的報告，鯰魚和鯉魚的多氯聯苯達到十億分之三千二百一十二，超過許可限制的五倍。多氯聯苯是用於電力設備液壓油和無碳碳紙的化學物質，這種物質會留在水道中，而且就像水銀和其他汙染物一樣會流過魚鰓，殘留在魚的肌肉組織中，而且每次都會出現在政府的測試中。由於魚類會遷徙，水流會攜帶化學物質到各處，如今這種汙染已經無所不在。氣流會將發電廠和垃圾焚化場的水銀帶到幾百、甚至幾千公里遠的流域，金屬最後就出現在鮪魚和其他魚類身上。

提到健康的食物，很多人往往一次只會注意一個問題，當新聞報導提醒大家注意魚類受到化學汙染，我們就會從吃魚改吃雞或牛肉；要是沙門氏菌和大腸桿菌登上頭條，我們就不吃雞和牛肉，而又趕快回頭去吃魚……，所幸有很多健康的食物可以免除以上這些問題。

阿金飲食法的背後真相

二〇〇二年七月七日，《紐約時代雜誌》登出一張巨大的封面照，那是一張油膩的丁骨牛排照片，封面故事名為「要是脂肪不會讓你變胖呢？」打算替牛排、豬排和炸雞辯駁，同時攻擊反對高脂肪、高肉量飲食的科學家和公共衛生官員。那篇文章就是要說服讀者，肉類不會讓人發胖，甚至有完全相反的效果。在文章中，肉類以阿金飲食法的面貌出現，成為減重計畫的重點，這種計畫在當時還小受推崇。

該文章顯然是嚮往肉類國度的子民期待已久的訊號，很多人太過高興，以致於無法接受肉真的可以幫助他們減重的概念，因為他們還在希望芬芳減肥藥、安非他命、甘藍菜湯、美芙寶，還有幾乎其他所有危險或無用的藥物能發揮功效。媒體對這個報導大為瘋狂，全國每份報紙頭條都說牛肉和豬肉其實可能很健康；晚上的談話節目則針對這個主題有貌似嚴肅的討論；辦公室閒聊的話題圍繞在肉類的「真實面」，彷彿成千上萬頁認為肉類與疾病有關係的科學期刊篇幅突然奇蹟似地消失，肉類從此證明無罪。

因為我認為某些讀者可能步上此後塵，所以我們應該花點時間了解這些不時就受到歡迎的高肉量、高蛋白飲食法。

減重效果沒有特別好

首先，高蛋白飲食法的概念如下：人體自然會從碳水化合物獲得能量（豆類、蔬菜、馬鈴薯、麵包等澱粉部分），碳水化合物在消化過程中會分解成控制大腦和其他器官的糖分子。阿金飲食法和其他高蛋白、低碳水化合物的飲食法都運用相同的理論，也就是若去除占一天的飲食中約50%至60%的碳水化合物，身體就只能選擇燃燒脂肪。這些飲食法說的沒錯，但前提是減少碳水化合物。表示你吸收的卡路里要比以前更少，如果不是的話，這根本沒有效。

儘管偶爾會出現體重快速減少的報導，但是大多數人利用高蛋白飲食所達成的結果，事實上卻和其他減重飲食並沒有什麼兩樣：平均來說，他們大約一週減輕〇・四五公斤，這和其他低卡路里飲食法或低脂肪素食飲食法的

魚類有「好脂肪」，但你的下半身很可能囤積太多的「好脂肪」；更糟的是：魚類絕對是受汙染最嚴重的食物！

結果相差無幾，而且對很多人來說，這樣的飲食只能容忍一段時間，你遲早還是會回到正常的卡路里攝取量，然後所有減去的體重都會再度回來，一切又會回到了原點。

更多的脂肪、蛋白質和膽固醇

更不幸的是，你吃高蛋白飲食的同時，也吸收了天文數字般的脂肪、蛋白質和膽固醇。當然，這會讓醫生很擔心，特別是結腸癌、心臟疾病、腎臟損害和骨質疏鬆的問題。

二〇〇二年八月的《美國腎臟疾病期刊》提出一份研究報告：在受控制的情況下，十個健康的人在接受低碳水化合物、高蛋白的飲食六星期後，產生令人恐懼的結果——尿液中的鈣質流失增加55%，這顯示出骨質流失、腎結石和腎臟疾病的風險並不只是理論而已。

有些提倡高蛋白飲食的人不遺餘力地努力讓這些問題消失，二〇〇二年，飲食法書籍的作者羅柏・阿金（Robert Atkins）於早餐時心搏停止，這時新聞報導就如應聲蟲般採用高蛋白質學派的說法，認為他飲食中的脂肪和這樁不幸的事件無關。

高肉量飲食的迷思

高肉量飲食依據的是幾種營養上的迷思，第一種迷思就是《紐約時代雜誌》一文的基礎，文章中指出，高脂肪的食物不可能會讓人發胖，因為脂肪攝取量在一九八〇年代應該就已經下降，但那時美國的肥胖流行病才正開始，因此高脂肪的食物並非罪魁禍首。他們的說法是，美國人突然開始避免吃高脂肪的食物，改吃不含脂肪的餅乾和各種低脂食品，才是問題的關鍵，所以該責怪的是這些新奇的低脂食物。

不過，國家健康統計中心進行的食物研究得出明確的真相，一九八〇至一九九一年期間，每天每人平均的脂肪攝取量一點也沒有減少，到麥當勞及肯德基用餐的人數完全沒有下降，美國人在飲食中加入汽水和其他含糖及澱粉的食物，促使來自脂肪的卡路里百分比略微下降，但是他們飲食的實際脂肪數量卻穩固如山。

第二個迷思是：吃最多碳水化合物的人往往體重會增加最多，事實上，相反的說法才是正確的。全亞洲有許多人吃米飯、麵類和蔬菜等大量碳水化合物，但一般來說他們普遍比那些吃大量肉類、乳製品和油炸食物的美國人（包括亞裔美國人）體重輕。同樣地，大致遵循富含碳水化合物飲食法的素食者，體重也比雜食者輕很多。

當然，人們不吃碳水化合物或是飲食中的任何東西，又沒有以其他食物取代失去的卡路里時，體重是可能會減輕一些，但碳水化合物顯然不是造成西方世界體重問題的元凶。重點是，無論你把肉切得多薄，含肉的飲食對你的健康還是有害。

掌控營養方針的肉品業者

一八九〇年代，我的祖父從肯塔基搬到南伊利諾州，他在那裡建立了一座小農場，養了牛、馬，偶爾還養綿羊或山羊，也種了玉米和黃豆餵這些動物。他把農場傳給子孫，隨著時間過去，小農場逐漸發展，巴納牧場開始生產數量龐大的牛肉。近幾年來，農牧業的改變超乎我們的想像，在美國和世界其他地方，農場已經聯合起來成為農業綜合企業。

小時候我拜訪南伊利諾州從事農作的親戚，一個叔叔抱怨政府的福利政策，他認為那大大浪費了納稅人的錢。他哥哥洛伊德是一位牧師，洛伊德很溫和地提醒他，農人收到「他們的」政府支票時似乎從來不會抱怨，當然，他的意思是：農人一直是許多政府計畫的受惠者。

碳水化合物顯然不是體重問題的元凶。重點是，無論你把肉切得多薄，含肉的飲食對你的健康還是有害。

他們當然是受惠者，在二〇〇一到二〇〇二年之間，聯邦政府買了高達兩億美元（約六十五億臺幣）價值的牛肉，試圖穩定農業利潤，這些牛肉最後出現在學校午餐和其他計畫中。二〇〇二年九月九日，農業部長安・威尼曼（Ann Veneman）宣布了另一項購買計畫，這次是三千萬美元（約九・七億臺幣）價值的豬肉，很快它們也出現在學校午餐的餐盤上了。這並不是因為政府認為那些有史以來最肥胖的美國兒童還需要更多漢堡或豬肋排，而是學校午餐的伙食採買和其他大宗食物購買計畫都是設計來讓農人賺滿他們的荷包，而這些計畫很少注意到兒童健康真正需要的食物為何。

聯邦管理的計畫會刊登肉類和乳製品廣告：「牛肉是晚餐的選擇」、「豬肉是另一種白肉」，還有其他政府計畫常用的標語。接下來，農業組織就會大筆捐款提供政治宣傳，確保一切維持原狀。

肉品業則緊密控制了政府的營養指導方針，農業部於一九九一年公布了「正確飲食金字塔」，畜養牛隻的農人對這個設計大為震怒，肉類頓時不再像蔬果和穀類一樣重要，於是，一群憤怒的農人直衝農業部辦公室，而農業部很快同意讓這個金字塔再回到計畫階段。然而，即使是肉品業的影響力也不足以讓肉類長期戰勝蔬果類，隔年農業部又再度公布了金字塔，而且內容大致相同。

肉品業已經盡可能控制你吃進嘴裡的東西，以及你對良好營養的看法，他們一直是美國糖尿病協會的忠實支持者，不但贊助資訊器材，還贊助各種晚宴和年會。肉品業對美國醫療協會也如法炮製，美國醫療協會公布了一份「錄影會診」——教授醫生對膽固醇應有的認識，而其贊助者就是美國肉類協會、牛肉協會和豬肉協會。

壞消息夠多了，而好消息就是超級市場裡有許多產品可以代替肉類，從黃豆熱狗、素食漢堡到仿義大利培根和碎牛肉替代品，應有盡有。有許多食

肉品業長年透過贊助美國糖尿病協會和美國醫療協會，控制你對良好營養的看法。

物會提供蛋白質、鐵質和其他營養，卻不含脂肪、膽固醇，我們在後面的菜單就會看到。

戒除吃肉的習慣，是有可能獲得許多健康的好處，醫學博士歐寧胥在研究中就證明了這點。另外，就我所見，不只是受試者如此，甚至我的家人也是，我的父親非常尊重認真工作的家人和他們數十年來建立的牲畜業，但連他都慢慢喜歡吃素食，這時我就知道「任何人」都可以打破吃肉的習慣。

PART 2

7大處方箋
不肥胖的必勝祕訣

Seven Steps to Physical Resilience: The Keys to a Craving-Free Body

若糖、巧克力、起司、肉類和其他食物誘惑你的功力太過高深，而挑逗也變成一種愛恨交織的關係，接下來幾章會幫助你改變。希望誘惑主動遠離只是浪費時間，因為它比你還要有韌性，重點在於重新獲得身體的力量及平衡，如此一來，你就不會那麼不堪一擊。

如果血糖急速下降，身體就會強烈渴求食物，而對食欲來說，垃圾食物剛好是完美的選擇，如果你一直在節食，那幾乎可以確定控制你食欲的賀爾蒙「纖體素」已經受損了；如果是經前一週的年輕女性，賀爾蒙的變動還會加重渴望，摧毀你的決心；無論男女老少，只要疲憊或承受壓力，就很容易到冰箱尋找具有鴉片般鎮靜效果的食物。這些因素對很多人來說很不可思議，但會如此並不令人意外，因為他們並無法理解為何某些食物就是如此令人難以抗拒。

要是你的身體系統平衡，你還是可以吃不太健康的食物，但到時候你就比較不會選擇那樣的食物。關鍵有七點：

1.以健康的早餐開始。

2.選擇維持血糖穩定的食物。

3.提高抑制食欲的纖體素。

4.打破嘴饞的惡性循環。

5.運動、休息不只燃燒卡路里。

6.尋找健康瘦團隊。

7.給自己非瘦不可的好理由。

看完這些簡單的步驟後，你會在第三部找到所有需要用來改善飲食的工具，其中有許多健康而美味的食物可以一路上幫助你，只要明白控制自己的飲食習慣感覺有多美好，這股動力就會帶領你進入健康飲食的全新世界。

6

Step 1

以健康的早餐開始

職業高爾夫球選手登上第一個發球座時
就為一整輪的比賽定下基礎
你的第一口食物也為一整天立下基礎

職業高爾夫球選手常說，在任何錦標賽中，他們最重要的一桿不是準備擊出飛球、通過水障礙攻上果嶺的那一桿，不是準確地打高球接近球洞的那桿，甚至也不是贏得勝利的最後推桿；一整天中最重要的一桿就是第一桿，因為只要比賽一開始就能很順利（俐落有力地擊球，並降落在希望的地方），之後就可以充滿信心，一路前進。

營養學家知道一天中最重要的一餐就是早餐，理由不單單只是身體經歷八小時以上沒進食而飢腸轆轆，也不只因為你需要補充身心的動力。事實上，就像職業高爾夫球選手登上第一個發球座時就為一整輪的比賽定下基礎，你的第一口食物也為一整天立下基礎。

如果能以健康的食物作為早餐，其中的蛋白質就會修復你的身體組織，健康的碳水化合物會帶來能量，少許的脂肪會在細胞發揮生化功能，而維他命和礦物質則會啟動新陳代謝，讓你能夠思考、移動，順利進行一整天的活動。**營養的早餐不只可以保持身體在整個早上活力充沛，也能讓大腦敏銳、情緒穩定，最重要的是安定食欲。**

萬一你的一天是以空腹衝出門外為開始，你的身體會開始造反，一、兩個小時後，身體不只會要求你餵飽它，還會過度反應，將實際上需要的食物數量計算錯誤。吃錯早餐也可能會惹上麻煩，有些食物會使血糖急遽上升後又快速下降，讓你飽受飢餓的折磨，也使零食成為不得不找的獵物。

然而，如果你以健康、中斷渴望的早餐開始一天，接下來一整天，你都會感受到身體的回報——零食販賣機、糖果陳列架、甜甜圈店、熱狗攤和其他東西，都不會再那麼誘人了。

莎拉是一家信用卡公司的忙碌主管，她知道自己吃的食物並不正確，卻不確定該怎麼改善。每天她一上班，就會下定決心要吃得正確、控制份量、減少脂肪，並且遠離糖分，但意志力總是無法持續到中午，飢餓感幾乎每一天都會在十點左右來襲，讓她無法抗拒垃圾食物的誘惑。同事會一直給她甜甜圈和其他黏膩的糕點，或把這些東西四處放在辦公室，她遲早都會投降，吃進她不敢想像的脂肪量和卡路里。每天她都想盡辦法不讓這種事發生，但這種模式仍然日復一日不停上演，只是情境不同而已。

事實上，莎拉的問題並不是在走進辦公室大門的時候，而是她一下床就開始了。她沒有足夠的時間吃早餐，也不確定如果要吃早餐該選擇哪些食物，有時候她會在上班途中買一杯咖啡，但也就只有這樣了。因此，當她的血糖降至最低點時，飢餓感就會愈揮之不去，這也讓她無法意志堅定地面對辦公室裡四處擺放的食物。

在我們的辦公室，莎拉和我規劃出幾種不同的早餐選擇，每一種都只花最少的時間就可以準備好。接下來幾週，她會在吃完每一種早餐後測試身體有什麼樣的感覺。其中，有三類早餐明顯勝出，這些早餐準備迅速、令人滿足，最重要的是還能壓抑飢餓感好幾個小時。因為這樣，即使垃圾食物在辦公室裡出現，它們對她的吸引力卻已不如以往。日子一天天過去，她發現自己更容易控制誘惑，這是她接下來幾個月成功減重，唯一一個、也是最重要的因素。

這些神奇的早餐是什麼？我會告訴你——首先，我們先列好規則！

第1點、一定要吃早餐

雖然有些人為了減少卡路里的攝取而不吃早餐，但錯過第一餐反而會讓他們在之後過度飲食。這種模式往往開始於童年，不吃早餐的小孩通常都是最胖、身材最不好的一群；但就算是成年時期也可能發生類似的情況。如果不吃早餐，你會在午餐和一天的點心時間時過度補償，而整體卡路里吸收量最後會超過你把自己拖下床吃早餐的情況——吃一頓健康的早餐絕對能控制食欲。

早餐也會減少壓力，研究者發現：有吃早餐的人，測量到的壓力會比不吃早餐的人還少。換句話說，早餐會讓人更平靜，也比較容易避免壓力和焦慮導致的吃零食行為。吃早餐還可以提升注意力，和那些空腹到校的學生相比，每天吃早餐的學生考試成績較好。

第2點、高纖食物是必要的

只是，大多數人的早餐對身體所造成的傷害反而勝過它帶來的好處，一盤培根和蛋所含的脂肪和膽固醇很輕易地就比其他餐點加起來的還要多；而

吃一頓富含高纖食物的健康早餐，可以控制食欲、減少壓力、維持飽足感，還能在數小時後拒吃零食。

其他人的早餐可能是白土司或貝果再加一點東西，這根本阻擋不了當天稍晚的飢餓感。

這些飲食模式欠缺的是纖維質，纖維質會提供人飽足感，又不會讓人發胖。纖維質本身是植物粗糙的部分：糙米褐色的外皮、燕麥有嚼勁的部分，或是蘋果的外皮。纖維質會讓食物咬起來很脆，讓食物有份量，也會產生飽足感。想了解纖維質的好處，就來看看一些數字吧！為了比較，我們先看看一大湯匙（約十五公克）任何種類的脂肪或油，它們大約有一百三十五卡；同樣重量的碳水化合物或蛋白質，裡面則只有約六十卡，但同樣數量的纖維質，實質上可是一點卡路里都沒有！纖維質至少會和其他含脂肪或高蛋白的食物一樣把你餵飽，但你不會在體重計上找到它的蹤跡。

一碗傳統的燕麥片、半顆甜瓜、一些烤過的黑麵包——這些食物會提供許多對你有益的纖維質；蛋、培根、香腸、優格或其他動物衍生的產品中沒有任何纖維質，這些東西不是植物，只有植物性的食物才有纖維質。

英國的一項研究顯示了高纖早餐對抑制零食的效果有多麼強大。他們比較了不同類型的早餐，但每種卡路里都一樣：一種是典型的培根蛋早餐加土司和烤馬鈴薯，另一種是可頌加乳瑪琳和果醬。這兩種早餐的脂肪含量都很高，纖維質含量卻很低，它們當下都會讓人產生飽足感，卻沒有持久力。受試者在午餐前就會感到飢餓，特別是吃完培根蛋早餐後，他們會在十點左右吃點心，午餐份量也很多；吃可頌早餐的那組情況也很類似。

研究者也試驗了麥麩麥片（編註：麥麩指的是麥子的「果皮」，和「麩質」不同）加切好的香蕉和土司，這種早餐有整整十九公克的纖維，而受試者之間的食欲差別很明顯，即使所有的早餐卡路里數量一致，但麥麩麥片早餐的持久力較強。**吃完高纖早餐後，受試者吃的零食份量比吃完培根蛋早餐的少了75%**，一天之中，他們持續進食的份量比起其他人更是少很多。準確來說，他們比那些拿培根蛋當早餐的人少吃九百八十七卡，高纖維的早餐不但能餵飽腸胃、給予能量，並且讓他們感到滿足。研究者也測量他們的靈活程度，結果發現吃低脂高纖的餐點時，靈活程度比吃含脂肪的餐點時好很多。

我們曾提到一個在波士頓進行的類似研究，醫師給予一群男孩不同種類的早餐，吃傳統燕麥片早餐的男孩，所吃的零食比吃即食燕麥片的組別少很多，大約是30%。這兩種燕麥片的卡路里含量一模一樣，但差別就在於纖維質，即食燕麥片中的纖維都被分解了，所以可以快速煮食，而且也能快速消化，只是釋放天然糖分進入血液中的速度有點過快，結果就是血糖快速上升也快速下降，所以也會很快地又感覺到餓。

讓燕麥片保持完整會讓早餐有持久力，自然的纖維會讓燕麥片可以緩慢消化，避免血糖快速改變，讓身體在吃完早餐後好幾小時還能自然地抗拒吃零食。

因此，吃一大碗燕麥片當早餐吧！如果你還在吃即食燕麥片，試試換成傳統燕麥片，它煮起來還是夠快，不會耽誤到出門的時間。有一些烹飪技巧可以注意，首先，準備前要計算一下燕麥片的數量，好廚師一眼就可看出大多數食材的用量，卻似乎總是搞錯燕麥片的數量，結果燕麥片不是太稀，就是太稠。因此，你必須拿一個咖啡杯，舀一杯燕麥片倒進平底鍋裡，之後加入兩杯冷水（加熱前混合會讓燕麥片口感滑順得像牛奶，但在沸水中加入則會讓燕麥呈薄片狀，口感較黏稠，不好咬）讓燕麥片煮沸，再用非常小的火慢燉幾分鐘就大功告成了。你做的量已經足以裝滿一大碗，不需要再添加牛奶、糖或其他東西，但可以憑喜愛加上水果、肉桂等。

燕麥並不是唯一能穩定血糖的食物，水果、豆類也有同樣功效，而且這些食物群中的某些食物也會出現在我們的早餐食譜上，後面有更多介紹。

早餐份量記得不要太少，如果吃完早餐一、二個小時後肚子還是會餓，那肯定就是吃的份量太少了。

第3點、選擇健康的蛋白質來源

幾年前，法國政府開始勸誡自己的國民，早餐應該吃得營養一些，法國麵包和可頌似乎無法讓人支撐到午餐時間，於是到了中午，吃這些早餐的人的注意力也跟著下降。當然，解決方法並不是改吃美式早餐——法國人的腰圍已經美國化地太快了，培根、香腸和滿福堡是他們最不需要的東西。低蛋白質、沒有纖維質的早餐，例如貝果或白土司的持久力也不足。他們需要的是吃得更健康、更營養。

如前所述，「白麵包」早餐會導致血糖急遽上升，促成血糖過早下降，而這可能讓你不舒服、感到飢餓，以致於看到零食就束手無策。較營養、纖維質較高的食物——例如燕麥片——就可以解決這種問題。

此外，貝果之類的食物會釋放大量的糖進入血液中，增加大腦中的血清素數量，這也是為什麼患有季節性憂鬱的人往往會渴望吃含糖或澱粉類的食物。血清素能控制情緒和睡眠，由於澱粉類食物會製造較多血清素，所以有些人吃了會覺得變舒服，有些人會覺得想睡或緊張。因此，有人吃高碳水化合物、低蛋白質的早餐不會不適，有些人則會覺得身體被榨乾。

關鍵是：**多一點植物性蛋白質會阻擋血清素上升，避免行動遲緩。**請注意是「植物性」蛋白質，因此大多數的北美和歐洲早餐都不符標準。身為成長於中西部的孩子，我以前並不知道健康的早餐究竟是什麼樣子，當時蛋是每天必備的食物，培根和香腸也十分常見。沒錯，我們是能獲得蛋白質，但吃下的膽固醇和脂肪也足以造成心臟病。這發生在很多人身上，我的祖父尚處壯年就死於心臟病，而其他許多親戚也有飲食引起的相關併發症。

想重新恢復健康又標準的早餐，可以嘗試素食香腸和素培根製品，這些食物都能在健康食品店買到，一般雜貨店多半也有販售，它們含有很多植物性蛋白質，不會有動物性蛋白質可能造成的健康問題，一般來說，這些食物的脂肪含量也低得驚人，而且完全不含膽固醇；不但如此，它們提供的選擇五花八門，試試其中幾種，看你喜歡什麼吧！

「白麵包」早餐會導致血糖急遽上升又太早下降，這可能讓你不舒服、飢餓，以致看到零食就束手無策。

說到取代蛋的料理，你一定會喜歡美味又含有其他蔬菜的炒豆腐料理，萬一你第一次面對這種多功能的亞洲產品卻不太敢吃，那只是因為你沒有用正確的方式料理，只要吃過兩次，保證你會愛上它。

如果你想要尋找健康、高蛋白質的食物，花時間看看世界各地的飲食文化是一件非常值得的事。多年前我造訪墨西哥猶加敦半島時，注意到美國觀光客多半吃香腸和蛋當早餐，但當地人卻吃黑豆配土司或玉米粉薄烙餅，當時我還覺得拿豆類當早餐很怪，但就營養而言，這種組合無懈可擊。豆類充滿了健康的蛋白質，脂肪很低，完全沒有膽固醇，而早餐的莎莎醬滋味也一定會讓你從昏昏欲睡中清醒過來。之後我造訪倫敦，也發現類似的現象，土司上的豆子是常見的選擇；在澳洲，同樣的早餐並不會惹人側目；一個中東朋友則告訴我，雞豆（鷹嘴豆、雪蓮子）製成的芝麻沙拉醬是常見的早餐。其實美國的情況也正在改變，早餐的墨西哥玉米煎餅愈來愈受歡迎，若你從未嘗試過，不妨擺脫舊習慣，嘗試一下真正健康的早餐，盡情體驗。

那麼，莎拉最愛的是什麼？她喜愛炒什錦和墨西哥玉米煎餅。這些早餐都很營養、豐盛，而且料理的速度快得驚人，雖然她覺得自己不會喜歡燕麥片，但肉桂和葡萄乾發揮了妙效，她也逐漸真正愛上那一大碗燕麥片。

真正重要的是，她不僅覺得身體狀況得到改善，情緒也起了變化。炒什錦、墨西哥玉米煎餅，甚至燕麥片中的植物性蛋白質（一大碗熱騰騰的燕麥片有八公克左右的蛋白質）平衡了這些食物的澱粉部分；要是只吃貝果或一些白土司，她可能會覺得不太舒服，而且上述餐點都充滿了高纖原料，足以抑制整個早上的飢餓感。她掌握了自己的渴望、控制了體重，自尊也隨之提升。這激勵她持續吃健康的飲食、固定運動，而且好好照顧自己，她現在看起來更有自信，也更能掌控一切——她的轉變在於每一天都有正確的開始。接下來幾章，我們將介紹打倒食物誘惑的幾個後續步驟。

7

Step 2

選擇維持血糖穩定的食物

很多人深信忍受飢餓的痛苦是一種優點
但事實卻不是如此
因為飢餓會導致暴飲暴食

就像一位在你陽臺底下唱歌的追求者，吸引力比不上已經在你閨房等候的忠心愛人一樣；當你的血糖已經達到適當水準，餅乾就不再顯得那麼誘人了。穩定的血糖會幫助你避免落入衝動飲食的窘境，一旦你選擇維持血糖正常、穩定的食物，飢餓感就可以受到抑制。

不過，一不小心也很容易出錯，舉曼紐爾為例，他是一名四十四歲的律師，三十歲出頭就有體重問題。他在哥倫比亞時是體格好而且注意健康的青少年，事實上他還曾是拚勁十足的足球選手，但當他一進入法學院求學後，事情就變得一發不可收拾了，特別是在他進入一家繁忙的律師事務所工作之後。他告訴我，問題在於「一個中年人，卻有青少年的胃口」，他認為零食是摧毀一切的原因，每天下午過了一半，他就會不由自主走向糖果販賣機，而且通常不只帶回一樣東西——一條士力架巧克力棒，還有一些花生，或是M&Ms加上一袋洋芋片，往往還會有一罐汽水。青少年時期，他的身體似乎能燃燒掉多餘卡路里，但那些日子很顯然早已不再。

讓他感到驚訝的是，我要求他別再注意零食，而是好好檢視正餐時間吃了什麼，特別是午餐時間，也就是他吃零食的癮頭上來前的時候。他說自己午餐吃得「很好」，從來都不吃太多，通常只吃優格和貝果，這是他從太太那裡學到的習慣，加起來不到四百卡。有時辦公室會點披薩，但他往往只吃兩片，他認為問題開始於三點左右，那時癮頭會開始發作。

我告訴曼紐爾，他的午餐選擇會讓他下午飽受飢餓之苦，一個優格、貝果或兩片披薩卡路里太低，無法止飢；纖維質也太少，無法餵飽他，而且這些食物提供的大部分是糖分，更準確來說，是讓糖進入血液的原料——下午三點左右的暴飲暴食的結果可想而知：

- 毫無疑問，曼紐爾每天燃燒兩千卡以上，四百卡路里的午餐不可能抑制他的飢餓感太久。
- 更糟糕的是，優格完全不含纖維質，貝果也很少，這代表這些食物無法帶來太多飽足感；披薩是，用白麵粉、義大利辣味香腸和起司所製成的，裡面也找不到任何纖維質。
- 一般優格都充滿糖分，來自於牛奶中的乳糖和添加糖。他熱愛的麵粉貝果是精製澱粉，同樣地，起司披薩也只是白麵粉加上乳製品而已。

青少年時期他吃得很不一樣，通常是豆類加米飯，並搭配蔬菜，這可以維持他整個下午的體力。仔細檢視這些食物，會發現它們充滿纖維質，很容易就可以穩定血糖，度過下午吃零食的「空窗期」。所以曼紐爾的問題始於迫使他吃點心的午餐，而不是糖果販賣機惹的禍。

現在，讓我們來了解一下如何檢視自身的食物選擇，看看它們能否保護你在之後不吃零食。**想要維持血糖穩定，有三項非常簡單的原則：你必須吃得「足夠」，你需要很多有助於抑制食欲的纖維質，你還需要低GI值的食物**，這些原則實際上都易如反掌。

你必須吃得「夠多」

說到估算午餐或任何一餐，毫無疑問地，你一定要吃適量的食物。

很多人和曼紐爾一樣，深信忍受飢餓的痛苦是一種優點，但事實卻不是如此，因為飢餓會導致暴飲暴食。吃得足夠並不表示要把自己塞滿，也不是不能隨個人意願調整食量。這代表你不能略過一餐不吃，或是明明吃的份量少，卻期盼接下來的幾個小時飢餓感不會來襲。

每天固定用餐時間會有幫助，萬一你脫離正常的軌道，特別是延遲一餐的用餐時間，一旦你坐下來吃飯，可能就會發現自己很容易吃過量。

除了確定自己吃得夠多之外，維持穩定的血糖只代表兩件事。

首先，食物之中必須含有大量纖維質。

第二，這些食物必須有低（好）的GI值。這些都是非常簡單的概念（老實講，我還在猶豫要不要說：「這連三歲小孩都會！」），你一定可以輕易付諸實行。

選擇高纖的食物

上一章提過纖維質會餵飽你，就算冒著被嫌過於嘮叨的風險，我還是要提幾件你需要注意的事，才能讓這種粗糙的食物發揮功效。

纖維質會幫助減少卡路里

研究者發現，你只要每天多增加十四公克的纖維，就能減少整整10%卡路里攝取量。長期下來，這些纖維質的確有助於減少身體多餘的體重。研究者觀察一群居住在阿拉巴馬、加州、伊利諾州和明尼蘇達等當地人的飲食習慣，他們多多少少維持著典型的美式飲食，但每人纖維質的攝取量不同，差異其實不明顯：最少的每天約獲得十公克纖維質；最多的則每天獲得約二十公克纖維質，但即使在這樣的範圍內，還是造成了體重上明顯的差異，飲食富含纖維質的人，體重平均比吃最少纖維質的人少了三・六公斤。

高纖食物的選擇很多

事實上，你能達成的目標不只是這樣，每天獲得三十、四十、五十公克，甚或更多的纖維質其實很容易；那要如何找到這些纖維質呢？很簡單，有四種食物富含健康的纖維質，這些食物依序為豆類、蔬菜、水果和全麥。你的飲食中納入這些食物的數量愈多，就會愈健康。像是你會喝雞湯，不過雞湯內並沒有太多纖維質（約有一・五公克，來自麵條和蔬菜屑），這應該不會太令人意外，雞畢竟不是植物，所以沒有任何植物粗糙的原料，但你可以改選一碗營養的乾豌豆瓣湯，這裡面就含有約五公克的纖維質；扁豆湯大約有六公克的纖維質，而黑豆湯則有約十七公克的纖維質。

另外，如果你吃的是包肉餡的炸玉米餅，你不會從那些肉餡中獲得任何纖維質，從餅皮獲得的纖維質也不到一公克，但只要改吃豆類墨西哥玉米煎餅就能獲得十二公克纖維質，因為豆類充滿抑制食欲的纖維質。同理，義大利麵上的奶油醬汁完全沒有纖維質，但加入厚實的大蒜蕃茄醬後，就可以輕而易舉獲得三公克的纖維質。要是點心是冰淇淋，你吃進去的纖維質數量又不合格了，只要換成蘋果、梨子或一碗草莓，就能夠提供你三到四公克的維生素。

簡單來說，豆類、蔬菜、水果和全麥會提供你需要用來對抗飢餓的纖維質，肉類、乳製品、蛋類或油並不含任何纖維質，而白麵包等精煉的穀類製品只有少許纖維質。如果你的目標是控制食欲，就要檢視你吃的食物中含有多少纖維質，右頁的快速纖維質檢查表，會幫助你估算目前的表現。請將一天目標設定在四十公克吧！你會發現，身體回報你的遠遠不僅於此。

只要每天增加十四公克的纖維，就能減少整整10%卡路里攝取量，長期下來，這的確有助於減少身體多餘的體重。

快速纖維質檢查

這是一項快速的小工具，先花一、兩分鐘學習簡單的評分概念，接著就能檢查你自己的餐點了，請寫下一整天吃、喝的每樣東西，填在下一頁的表格上，並參考下表，在每項食物旁寫下纖維質的分數。

食物種類	分數	份　　量
豆類	7	每½杯份量的豆類或扁豆，或任何包含約略這個數量豆類作為原料的食物。
	3	1杯豆漿或½杯豆腐。
蔬菜	4	每½杯份量的蔬菜。
	2	萵苣1杯。
	4	未去皮的馬鈴薯。
	2	去皮的馬鈴薯。
水果	3	每1種中等份量的水果，例如蘋果、柳橙、香蕉、1杯蘋果醬、1杯香蕉果昔。
	1	1杯果汁。
穀類	1	每1片白麵包、貝果或相等的食品。
	2	全麥麵包。
	2	1杯煮好的義大利麵。
	1	1杯白米。
	3	1杯糙米。
	4	1杯煮好的燕麥片。
	3	典型的即食麥片。
	1	繁複處理過且加色素的麥片。
	8	麥麩麥片。
肉或海鮮	0	動物產品並不含纖維質。
蛋或乳製品	0	動物產品並不含纖維質。
汽水、水	0	

你今天吃了多少纖維

食物（一行只寫一種食物或原料）	纖維質分數
總計	

60秒解讀你的纖維質分數

低於20	你的飲食中需要更多纖維質，事實上，你的食欲或許很難控制，可能偶爾會便祕。增加纖維質會幫助你抑制食欲，減少許多健康問題的風險。
20～39	你比西方國家大多數人表現得要好，只要飲食中多加些纖維質，食物將能更滿足你，還能稍減卡路里攝取量。
40以上	恭喜你！你的飲食中有許多纖維質，這會穩定食欲，幫你維持健康，減少得癌症、心臟疾病、糖尿病等疾病的風險。

吃低GI值的食物

經過前面的步驟後，你吃的食物夠多了，也懂得選擇高纖食物，用低卡路里的食物餵飽自己就不再是難事了。但你得注意一件事，尤其你想對抗體重問題，在高纖食品的世界裡，你需要的是較能維持血糖穩定的種類。

我們再回到早餐餐桌，比較一碗燕麥片和小麥片的差別。的確，這兩者都遠比培根和蛋更好，本身的纖維質數量也很接近，但這兩種麥片對身體有不同的效果，研究者也證明了這一點。在為期四週的研究中，給予男性小麥片，加上全麥麵包當早餐，另外四週早餐換成燕麥、蘋果和一點果糖製的綜合穀物麥片，加上黑麵包。

研究者檢驗這些人的血糖，發現兩種早餐造成的差異極大，燕麥為主的早餐穩定血糖的能力比小麥更良好，這代表食欲較能受到控制。小麥或玉米麥片的味道很好、不含膽固醇、脂肪低，簡直無可挑剔，但它們欠缺燕麥穩定血糖的能力，想要讓飢餓感遠離，穩定血糖是真正重要的一環。

現在科學家利用升糖指數GI值來評估食物釋放天然糖分進入血液中的速度：低GI值的食物會緩慢釋放天然糖分，代表你不會很快感到飢餓。吃下典型的低GI值食物時，食物就會成為穩定的能量來源，每一分鐘持續提供你天然的糖分，但不會讓血糖迅速爬升。如果血糖不會一飛沖天，自然也不至於直線下降。高GI值的食物則剛好相反，它們會快速釋放糖分，促使食欲再度產生，導致你進食後反而會吃下更多零食。

誰需要注意GI值

但我要提出一項警告：食物GI值的高低是一項需要持續關注的科學研究課題，對某些人來說，這個問題會更重要。若你一輩子都很瘦，而且沒有

低GI值的食物會緩慢釋放其天然糖分，所以你不會很快感到飢餓；高GI值的食物剛好相反，它們會促使食欲再生。

體重問題，GI值就不特別重要，你的身體幾乎可以確定會很有效率地處理糖分，而且絕不會讓血糖太難駕馭，你需要注意的是纖維質的量。

另一方面，要是你已經和體重奮戰好一段時間了，那些增加的體重很可能會讓你的血糖更難控制，**額外的脂肪會讓你的身體組織更抗拒胰島素，導致血糖不易受控制。**要是你家族裡有糖尿病史，那就更需要注意了。你必須確定自己吃的都是含高纖維質、低GI值的食物。

升糖指數的原理

在低GI值的食物中，豆類再度勝出，綠色蔬菜也有很好的表現，大多數水果GI值很低，之後會介紹幾項值得注意的例外。穀類的差異甚大——高低都有，後面也會詳細介紹，像糖果、蜂蜜及白麵包就是高GI值的食物。

為什麼有些食物會緩慢、穩定地釋放糖分，而有些食物則完全相反呢？如果我們在高倍顯微鏡下檢視所有富含碳水化合物的食物，像豆類、胡蘿蔔或義大利麵，你會發現在食物中，有的碳水化合物分子長而直，有些則有次序地堆疊起來，就像一堆排列緊密的木頭，吃這種食物的時候，緊密堆疊的分子能減緩消化酵素的分解速度，就不會過於擾亂你的血糖狀況。

豆類、豌豆和扁豆都在這個低GI值範疇內，許多種類的米也是。就此看來，纖維質不是重點，這其實和碳水化合物分子的排列有關。另一方面，高GI值的澱粉由分叉的碳水化合物分子建立，就像小樹枝一樣，酵素可以很快地將排列疏鬆的澱粉分解，幾乎在同時釋放所有的糖分進入血液，使血糖飆升。

典型的小麥麵包，甚至是全麥麵包，就屬於高GI值的範疇中，貝果也一樣，相較之下，黑麥和黑麵包釋放糖分的速度就慢很多。再次強調，發揮魔力的並非纖維質，這是「碳水化合物分子如何排列的問題」。

因此，為了保持血糖的穩定，不是拒吃麵包，而是要慎選種類。像烤馬鈴薯的GI值很高，而且會快速釋放糖分，但甘薯和山藥的GI值則低很多，現在你應該知道選擇哪一種了吧！

如何選低GI值食物

選擇低GI值的食物會幫助你不易在正餐後吃零食，以下選擇的訣竅：

- 豆類，例如扁豆及豌豆，是低GI值的冠軍。
- 綠葉蔬菜也很不錯。
- 雖然有甜味，但幾乎所有的水果都很好。鳳梨和西瓜是例外，它們的GI值較高。
- 高GI值的食物群主要有糖和各式含糖製品、白麵包、小麥片和大的烤馬鈴薯。
- 甘薯和山藥，馬鈴薯要選新生長出來的馬鈴薯。
- 麵包選黑麵包和黑麥麵包。
- 雖然都是麵粉製成，但義大利麵的GI值比麵包低很多。
- 未完全成熟的水果比成熟的水果GI值低。

現在你可以明白曼紐爾的午餐到底出了什麼問題了吧！青少年時期，他最愛的豆類和米飯提供很多纖維質（主要來自豆類），良好的低GI值讓他好幾個小時都不會飢餓。但他成年後攝取的卡路里高的嚇人，纖維質含量又低，導致無法緩慢地釋放天然糖分來穩定食欲。

值得欣慰的是，除了豆類和米飯之外，其實還有很多好的選擇，雖然有些人因為義大利麵是高碳水化合物而拒吃，但事實上，除非加上油膩的料，其實它是低GI值的食物，而且卡路里很低，大多數的蔬果也是一樣。這些簡單、基本的食物就是維持穩定血糖的關鍵。

但我們真正渴望的食物，也就是餅乾、天使蛋糕和甜甜圈呢？在下面的GI值表能徹底展現，這些東西有一個共通點：它們會讓血糖突然升高！

一般食物穩定食欲的力量

一天的目標是40公克以上的纖維質，利用GI值表找出緩慢釋放天然糖分，並維持血糖穩定的食物。較低的GI值優先選擇；超過90的GI值一般就認為過高。

	種　類	纖維質（公克）	GI值*
蔬菜	燙蘆筍（1杯）	2.8	—
	燙甘藍菜（1杯）	4.6	—
	燙胡蘿蔔（1杯）	2.6	58
	生胡蘿蔔（1杯）	3.8	23
	烤馬鈴薯	4.8	121
	新生長出來的馬鈴薯	3.6	81
	洋芋片（30公克）	1.3	77
	燙菠菜（1杯）	4.4	—
	烤甘薯（1顆）	3.4	77
	烤山藥（1杯）	2.7	73
豆類	素食烤豆子（½杯）	6.4	69
	黑豆（½杯）	7.5	43
	黑眼豆（½杯）	4.2	59
	雞豆（½杯）	5.3	54
	菜豆（½杯）	6.6	42
	扁豆（½杯）	7.8	41
	青豆（½杯）	6.6	46
	白豆（½杯）	5.8	54
	豌豆（½杯）	3.5	56
	鹽烤花生（30公克）	2.3	26
	黃豆（½杯）	5.2	25
	豆漿（1杯）	3.0	57
穀類製品	貝果（1個）	1.6	103
	珍珠麥（1杯）	6.0	37
	白麵包（1片）	0.6	100
	全麥麵包（1片）	1.9	99
	黑麥麵包（1片）	1.9	83
	有嚼勁的義大利麵（1杯）	2.4	50
	白飯（1杯）	0.6	85
	糙米飯（1杯）	3.5	72
	蒸穀米飯（1杯）	0.6	68

	種　　類	纖維質（公克）	GI值*
穀類製品	黑麵包（1片）	2.1	72
	小麥片（1杯）	8.2	65
	全麥麩麥片（1杯）	20.0	54
	全穀麥片（1杯）	3.0	106
	玉米片麥片（1杯）	0.0	130
	煮燕麥麥片（1杯）	4.0	87
	玉米片（30公克）	1.4	60
	熱爆式爆米花（30公克）	4.2	79
	義大利麵（1杯）	2.4	55
水果	中型蘋果（1顆）	2.4	57
	蘋果汁（1杯）	0.2	57
	中型香蕉（1根）	2.7	69
	中型葡萄柚（½顆）	1.4	36
	葡萄（1杯）	0.9	62
	中型芒果（1顆）	3.7	73
	中型橄欖（1顆）	0.1	—
	中型柳橙（1顆）	3.1	69
	柳橙汁（1杯）	0.5	81
	中型桃子（1顆）	1.7	40
	中型梨子（1顆）	4.0	53
	鳳梨（1杯）	1.9	84
	西瓜（1杯）	0.8	103
甜食	軟心豆糖（30公克）	0.0	114
	救生圈薄荷糖（2片）	0.0	100
	巧克力（15公克）	1.0	70
	蜂蜜（1湯匙）	0.0	104
	蔗糖（1湯匙）	0.0	92
肉類及蛋類	豬肉（瘦的後腿脊肉）	0.0	—
	鮭魚（90公克）	0.0	—
	鮪魚沙拉（½杯）	0.0	—
	火雞法蘭克福香腸	0.0	—

種類		纖維質（公克）	GI值*
肉類及蛋類	牛肉（切好的後腿肉105克）	0.0	—
	雞胸肉（½塊，去皮）	0.0	—
	水煮蛋	0.0	—
	大比目魚（90公克）	0.0	—
乳製品	冰淇淋（½杯）	0.0	87
	冰牛奶（½杯）	0.0	—
	牛奶（1杯）	0.0	38

*GI值以白麵包為參考值100。每種食物的纖維質和GI值，是取該食物的平均值。

改善身體處理糖分的能力

知道如何選擇緩慢釋放糖分、幫助抑制食欲的食物之後，我們還要更進一步了解自己的確可以改變身體對「任何」食物的反應，更能處理其中包含的糖分。換句話說，即使糖果以及餅乾會導致血糖上升一點，但是，我們可以調整自己的新陳代謝，讓身體更能事半功倍地處理糖分，以預防血糖突然上升。

瑪喬莉是研究受試者之一，我們要求她喝下一杯含有七十五公克純糖的糖漿，接下來兩個小時，我們採集血液樣本觀察血糖變化。她的血糖在進食後三十分鐘達到顛峰，然後又急速下降。那是很典型的模式，若血糖降得太快，可能就會再度暴飲暴食，這是身體讓血糖再度升高的自然反應。

這就是問題所在：胰島素是從血液護送糖分進入身體細胞的荷爾蒙。它就像守門人，顧守每扇通往不同的細胞門，幫助糖分進入細胞後再關上。胰島素忙著幫助細胞儲存糖分之際，也會減緩脂肪燃燒速度。這也從生物學的角度上解釋了，你剛吃進食物時沒有必要燃燒脂肪作為能量的原因。若胰島素有效運作，就會在快速儲存糖分後消失，而燃燒脂肪的過程也會重啟。

但當你吃了含脂肪的食物或體重大幅增加時，所有事就都變了，胰島素無法在浮油的血液中發揮作用，血液中有太多脂肪，胰島素就無法打開通往

選擇穩定你血糖的食物

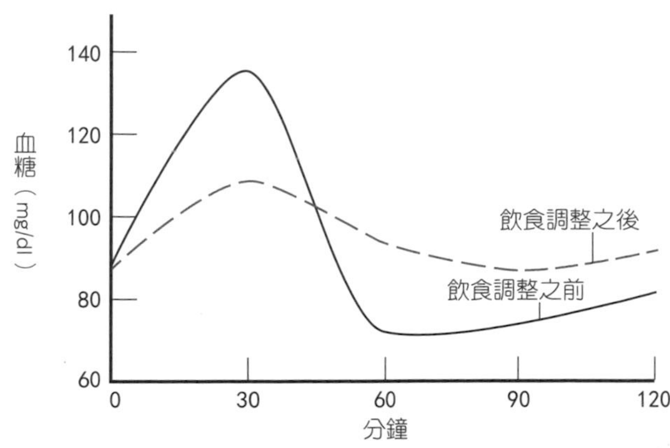

細胞的門，糖就會在血液中累積。此時，身體會製造更多胰島素，強制讓糖進入細胞中，而血液中的大量胰島素卻會減緩你燃燒脂肪的速度。

解決之道就是在飲食中去除油脂。減少脂肪，特別是減少雞肉、牛肉、魚肉、乳製品、蛋類和棕櫚油等熱帶油中常見的飽和脂肪（魚油中有15%到30%是飽和脂肪），對身體處理糖分的能力有極大影響。**從飲食中去除脂肪會改善「胰島素敏感度」，讓胰島素更有效率地護送糖分進入細胞**：胰島素順利執行了工作，然後離開讓脂肪繼續燃燒。增加纖維質也有同樣功效。

在我們的指導下，瑪喬莉調整飲食習慣，謹慎地減少脂肪，並提高纖維質含量。幾週後，我們重複了同樣的測試，但這次血糖變化非常不同，由於低脂飲食調整了她的胰島素，所以血糖上升情形較和緩：高峰較低，下降也較慢。接下來幾週，不只是血糖穩定，她也發現自己對食物的渴望顯著下降了。在我們的臨床研究中，光是簡單的飲食調整就可以增加胰島素敏感度平均達24%，如果再結合運動，效果還會更好。

維持血糖穩定並不是什麼大挑戰，只要吃夠多食物，知道哪種食物含有纖維質並確定自己能好好運用，最後瀏覽一下GI值表即可。以健康的早餐開始，並選擇能維持血糖穩定的食物，你就快要可以擊退渴望了，但你還得避開一些陷阱，特別是控制飢餓的荷爾蒙變化……。

8

Step 3

提高抑制食欲的纖體素

如果你一餐不吃或吃的不夠
身體就會減少血液中纖體素的數量
食欲可能會一發不可收拾

身體有一種抑制食欲的荷爾蒙——纖體素，有助於對抗不健康食物的誘惑，它對控制食欲很重要。要提升這種天然的化學物質其實很容易，但除了實驗室的科學家之外，幾乎沒有人知道這個祕訣。本章將告訴你了解這種控制食欲的開關如何運作，並利用食物提升它對抗渴望的力量。

事實上，人體的大腦細胞有幾種不同化學物質可以用來控制食欲，透過這些物質，大腦還可以溝通身體需要多少卡路里、碳水化合物和蛋白質的平衡，以及所需的營養素。纖體素就是其中一個重要的訊號，它的工作就是控制胃口大小，以及身體燃燒卡路里的速度。

纖體素在一九九五年七月享有短暫的盛名，幾乎美國和全世界的報紙都以它為頭條新聞，宣布這可能是長久以來體重問題的解決方式：將這種神奇的荷爾蒙注射進肥胖老鼠的身體裡，老鼠幾乎一夜之間就瘦下來。積極的節食者仔細閱讀這項驚人的新聞報導，尋找所有纖體素可能會對人類發揮功效的證據。藥廠也大為瘋狂，期盼這種減重奇蹟能讓他們獲取暴利。

但他們都失望了，人類纖體素治療法一敗塗地。事實上，結果證明過重的人和老鼠不同，人類本身血液裡已經有相當數量的纖體素，再增加數量實在無濟於事，因此纖體素快速從大眾對減重的關切中失寵，就像蒸氣室、震動腰帶和甘藍菜湯一樣，漸漸遭到遺忘。

然而，纖體素其實非常重要，以下是纖體素沒有正常運作會出現問題案例：一九九七年，英國科學家報告一個兒童的案例，這名兒童有罕見的基因異常，自身完全無法製造任何纖體素。雖然出生時是正常、健康的嬰兒，但很快地，她沉迷於食物的情況就被發現了，她的食欲就好像是失去「關閉」按鈕的開關，情況也真的如此，除非吃東西，否則她會大哭，怎麼安撫都沒用。在成長過程中，她唯一熱衷的事就是趁沒人注意時想辦法偷吃食物。六歲時，她需要在大腿抽脂才能走路；九歲時，她體重達到九十三・六公斤。她的表弟也有一樣的異常症狀，兩歲時就重達二十八・八公斤。

之後，醫師用注射纖體素的方式治療，彌補大自然忘了給予她的東西，她的食欲才逐漸受到控制，也對兩餐之間的點心失去興趣。一年後，她瘦了十六・二公斤。

你的血液中很可能有纖體素，但運作情形不正常，並且需要大幅調整。或許你已經注意到自己的食欲不正常，露薏絲就是這樣，她是一位自願參與研究的年輕女性，她告訴我們，她有一天突然想到，多年來自己的食欲改變許多。年輕時，她和食物保持正常的關係，慢慢地，每餐餐前她會肚子餓，吃東西可以很快改善空腹的感覺，用完餐後，她可以完全忘了食物，直到臨近下次用餐時間為止。

纖體素有助於對抗不健康食物的誘惑，它的工作就是控制胃口大小，以及身體燃燒卡路里的速度。

改變的關鍵在她十八、十九歲時，這一切始於她哥哥不經意的評論，使她自覺到自己的體態似乎不夠好，她花愈來愈多的時間觀察鏡子中的自己，也開始閱讀各種飲食法的資訊。

她買了罐裝的營養品來取代正餐，且有兩週時間她只吃這些東西，大多數的日子裡，她幾乎都不吃早餐，連午、晚餐也很少碰。這讓她飽受飢餓之苦，但她依舊堅定的要減重，也真的在幾週內減了二‧二五公斤左右。

但隨著時間過去，她注意到胃口變得難以駕馭，有時甚至會失去控制，而減掉的體重又回來了。接下來幾年，她嘗試了其他幾種飲食法，每一種似乎都愈來愈破壞她的食欲，到後來她幾乎忘了正常的食欲循環是什麼感覺。最後，她完全放棄了節食，認為這些飲食法都沒有真正的功效。

由於這些錯誤飲食的干擾，她幾乎很少有正常的食欲循環，她從來不會覺得非常飢餓，這或許是因為她總是在飢餓感真正產生前就會吃些東西。奇怪的是，她也從來不覺得十分飽，甚至用餐後也是如此，即便在用餐時間吃進過量的食物，她還是能在肚子裡騰出空間放進點心；她也常會走回冰箱，就算不餓還是會找東西吃。她正常的飢餓、飽足循環發生了什麼問題？現在我們來看看是否能幫助她重回軌道了。

節食反而會讓你暴飲暴食

我們先花點時間了解纖體素，再來討論露薏絲的問題。纖體素是脂肪細胞製造的，這個名字來自希臘文的「leptos」，代表「纖瘦」。當脂肪細胞一感覺到進入身體的營養過多，就會立刻釋放纖體素到血液中。**纖體素有兩項任務：第一，到大腦關閉食欲的開關；第二，在到大腦的途中，它還會提升新陳代謝**，也就是說，它會刺激身體細胞更快速燃燒卡路里。因此，誠如你所見，它贏得了「纖體」荷爾蒙之名。

不幸的是，節食會讓纖體素錯亂。要是你吃的是典型的低卡路里飲食，身體會錯誤解讀，以為你一定在挨餓，或是忽視了自己的身體需求。如此一來，你的脂肪細胞會快速減緩製造纖體素的速度，以再度增加食欲。當然，你現在最不想要的就是大胃口，但身體會想找回它認為正常的飲食量，在你節食幾天內，纖體素就會下降到原先的一半。

接著你的胃口會變得奇大，這並不令人意外。刻意減少卡路里可能會使纖體素直線下降，發現自己喜歡上從來沒喜歡過的食物，要是不多加注意，可能很快就會開始暴飲暴食，讓事情變得一發不可收拾。

這恰好就是露薏絲的經驗，她節食幾週後，對食欲的控制力就被破壞殆盡，開始大吃大喝，這是從沒發生的事。

除了節食之外，我們更常干擾纖體素的方式就是吃高脂肪的食物。皮馬人（Pima）人就是很顯而易見的例子，他們是美國西南部和墨西哥的原住民，墨西哥的皮馬人多少還延續傳統飲食習慣，以玉米、豆類和其他簡單、低脂肪的植物性食物為餐點，依舊維持著很健康的生活；然而，居住在美國的皮馬人就有非常不同的體驗，他們是聯邦食物補助計畫的「受惠者」，這代表起司、肉和其他高脂食物大舉入侵，緊接而來的就是肥胖、糖尿病、高血壓和其他健康問題大為流行。研究者採集他們的血液樣本，發現墨西哥的皮馬人吃的是健康、低脂的飲食，含有較多的纖體素，但他們北美的同胞則正好相反。

研究者相信低脂、以植物為主的傳統飲食有助於保持高的纖體素數值，高脂飲食則會降低。因此，米、豆類、蔬菜、水果和其他接近零脂肪的食物會稍微提升纖體素，而豬腰肉、肉排和起司披薩很可能會減少纖體素。

低脂食物不只容易增加血液中的纖體素數量，也會提升纖體素發揮的能力，因為纖體素必須依附在細胞上，影響細胞內在組織來發揮功效，低脂飲食提升了纖體素發揮功效的能力，讓每個纖體素的分子更有效率地運作。

節食會讓纖體素錯亂，要是你吃典型的低卡路里飲食，身體會將這種飲食誤解成挨餓，纖體素可能會直線下降。

提升抑制胃口的纖體素

想知道血液中有多少纖體素，你的醫師很快就可以檢查出來，問題是，醫師不太可能告訴你結果有何意義。每個人血液中的纖體素數量因人而異，而且差異很大（每一次抽血顯示的數量也會不同，因為這反應出每日飲食的變化），所以醫生很難判斷什麼樣的數目是正常的表現。

如同我們所見，**纖體素的效力，取決於你從飲食中減少脂肪的程度。**即便如此，你可以將纖體素減少食欲的效果繼續發揮到最大，以下是可以採取的方式：

第一、善用10原則

很多節食者認為自己一餐不吃或吃極少份量時，身體情況就會變得特別「好」，但事實上，他們是自欺欺人。要是一餐不吃或吃的份量不夠，身體就會減少血液中纖體素的數量，食欲可能會因此一發不可收拾。

為了確定身體吃進足夠的卡路里，以維持纖體素良好地運作，你可以使用十原則：寫下理想的體重，然後乘以十，得到的數字就是你每天必須吃進去的「最低熱量」。例如你的理想體重是一百五十磅，那麼你每天至少必須吃進一千五百卡，要是你攝取低於標準的卡路里，你就有可能癱瘓身體中的纖體素系統。露薏絲說她的理想體重大約是一百三十磅，所以這代表她每天至少要攝取一千三百卡，如同我強調的，她應該吃比這數目還多的卡路里，總之不應該小於這個標準。（編註：一公斤約等於二・二磅；公斤數乘以二十二約略符合這項「10原則」）

如果你的體型較大，理想體重可能是兩百磅（九十公斤），那你該攝取的最低熱量是多少？沒錯，你每天至少需要兩千卡路里，才能讓控制食欲的功能正常運作。請記得這些都是最小值，你需要的熱量要更多，尤其當你活動量大時更是如此。

我了解這與大多數節食者獲得的訊息矛盾，這些節食者都太急著讓自己挨餓，事實上，必須**吃東西才能讓纖體素以及體重受到控制，大幅減少卡路里攝取量是會帶來災難的藥方**。

你有聽過生物圈的實驗嗎？亞利桑納州有四名男性、四名女性把自己封在一個稱為「生物圈2」的大型膠囊中兩年，體驗在完全自給自足的環境中如何生活，結果他們的食物有些不足，導致他們吃到的東西份量都很少。你可以想像發生了什麼事：平均每位參與者減輕了約九公斤，纖體素的數量也大幅下降。

當實驗結束，他們回到正常飲食模式後，六個月內，他們很快就恢復到原來的體重，但那時他們燃燒卡路里的能力還沒有恢復，後果可想而知（體重直線上升）。之前他們的身體減緩新陳代謝的速度，藉此適應低食物攝取量的狀態，而且這種情況維持了長達兩年，所以一回到正常飲食，就會適應不良。這個故事的道理很明確：如果你為了減重而減少卡路里攝取量，長期下來你只會損害纖體素系統，而且還會減緩新陳代謝的速度。

不需要走到那個地步，只要利用10原則提高纖體素數目來降低食欲，那麼燃燒卡路里的機制就會順暢地運作。

第二、利用低脂食物提升纖體素的力量

你可能沒有和墨西哥偏僻山區的皮馬人住在一起，但還是可以讓你的纖體素和他們一樣運作良好，如果你還在找另一個理由好遠離油膩的漢堡、鮭魚餅和薯條，那維持纖體素控制食欲就是一個重要的理由。

你會找到方法提升大部分食物的纖體素，吃沙拉時低脂的調味料會比一般的好，零脂肪的香醋沙拉醬或幾滴檸檬汁會更好；蔬菜濃湯比蛤蠣巧達湯有益，因為前者脂肪少很多；厚實的蔬菜紅蕃椒或豆類紅蕃椒會比辣醬肉更好；如果義大利麵上加了清淡的調味汁而不是義式白醬，你會為自己帶來更

低脂、以植物為主的傳統飲食有助於保持高纖體素數值，提升纖體素發揮作用的能力；高脂肪飲食則相反。

多好處；點心選擇新鮮的水果而不是起司蛋糕，你又再度得分。這些食物都會減少脂肪，讓纖體素更有效地運作。

第三、運動讓你的身體更能回應纖體素

哈佛大學一項針對二百六十八名專業人士的研究中，發現維持固定運動習慣的人會大幅增加纖體素的敏感度，這代表運動能讓纖體素運作更有效。

在你衝出去買新的運動服和慢跑鞋之前，我應該告訴你，不需要去跑馬拉松，只要每天快走或慢跑半小時大概就能對纖體素有顯著的效果。

身體的細胞很樂意整天製造纖體素，它會降低食欲、提升新陳代謝。為了讓纖體素發揮最大的功效，關鍵就是利用10原則，讓你不用節食，只要有效利用低脂食物，並且固定運動，剩下的交給你的身體就行了！

這其實很容易做到——露薏絲就是如此，她已經放棄了病態的低卡路里飲食法。結合我們書中食譜的建議，她發現要從飲食中去除脂肪並不困難，並且樂於逐漸增加運動量。她用健康的方式減重，也不再復胖，這些和她之前嘗試過的各種飲食經驗不同，她真的覺得健康而平衡，並且能重新體驗飢餓與飽足的正常感覺，再次重新控制自己的食欲。

當你開始這樣做，我會鼓勵你要多點耐心，如果你的食欲控制已經受到嚴重破壞，的確需要一點時間才能調適，但終究會恢復的。

減重的第一條規則是避免節食，聽起來可能很矛盾，但這顯然是最好的建議，日復一日，你會更能控制自己的食欲。

9

Step 4

打破嘴饞的惡性循環

食物的渴望是時間跟環境造成的
就像走進電影院就會想吃爆米花一樣

誘惑的產生會有固定的循環，就像熱情的探戈總始於深夜，而非早上九點，而爐邊的擁抱發生在一月，而不是八月。食物的渴望也有循環：有些二十四小時出現一次，而這通常發生在夜晚；有些會在每月的荷爾蒙循環時來臨，特別是巧克力；有些則是隨著每年的季節循環。掙脫這些模式的關鍵可能會讓你很訝異，意志力基本上無足輕重，但時機和生物特性就很重要了，我們先來看看每天暴飲暴食的情況。

艾瑞克今年四十五歲，體重在過去十五年內逐漸上升，他的母親是韓國人，一輩子都很瘦；爸爸來自威斯康辛州，有著典型的「蘋果形」身材，腰部掛滿贅肉，而這大部分是他中年時期累積的。不幸的是，艾瑞克像的是爸爸！艾瑞克青少年時期很愛運動，所以可以消耗掉吃進去的所有東西，但是這只維持到三十歲。從此，他的腰圍逐漸擴大，最後連皮帶也繫不上了，所以他來到我們的辦公室求助。

我詢問他目前的飲食狀況，他交給我一份很正常的中西部菜單，我再要求他寫下未來三天他吃的東西和地點，並使用食物天秤和第十四章介紹的飲食記錄。

幾天之後，他很盡責地填好這些表格帶來我的辦公室。

我觀察他的飲食記錄，顯然有方法可以改善他習慣吃的食物，但更值得注意的是他吃東西的「地點」。事實上，他的飲食習慣和其他對抗體重問題的人一樣，都會碰上典型的模式：所有東西都改到晚上吃！早上食量少得驚人，晚上則「多」很多。維持健康體重的人往往會在一天之中平均分配用餐量，但體重過重的人卻會把所有東西都移到晚上來吃。

我問艾瑞克關於這個模式的現象，他深吸一口氣說：「嗯，我知道，白天時我沒有問題。你會對我感到驕傲，我幾乎什麼也沒吃。」他再深呼吸一次：「晚上就不一樣了，基本上，我似乎毫無控制能力。」事實上，他和其他人並沒有太大不同，但他又繼續自責，說出一長串飲食方面的自白。

他說自己是食物狂，他大約六點半下班回家，準備晚餐時會一點一點地吃起起司，結果當料理準備好時，他已經吃下太多起司，幾乎到沒有食欲的程度，但他還是會吃下正常的晚餐份量。之後他還會吃各種點心，包括巧克力冰淇淋、捲好的波隆納香腸或一碗麥片。狀況總是發生在晚上，他早餐可以吃很少，白天工作時也不會飲食過量，但只要回到家，暴飲暴食的症狀就會馬上出現。晚餐吃得再多都沒用，夜晚時分總會呼喚他回到冰箱旁邊；他會編出各種理由去商店，像是買燈泡、報紙或膠帶，但真正目的是巧克力棒、洋芋片或汽水。隨著這幾年體重增加，他看不到擺脫這些習慣的機會，惡習似乎已經把他綑綁住了。

維持健康體重的人往往會在一天中平均分配用餐量，但體重過重的人往往會把所有東西都移到晚上吃。

掙脫每日循環

很多人會陷入同樣的模式中，晚上是最常見的大吃時間。但有些人一上班就受到放貝果的盤子和糖果販賣機襲擊；某些人因為過度倉促的早餐造成的飢餓感需要點心才能抑制；有些人則會在下午三點左右開始大吃大喝。

或許類似的情況也發生在你身上：回到家吃過適量的晚餐後，又想要來點甜食。再晚一點，其他點心也會輪流在你腦海跳舞，但你其實很清楚，自己並不是真的需要這些東西。然後，隔天同樣的事會再度重演，日復一日，最後你開始每天都「計畫」要大吃大喝，這是可預見的結果。

造成這些習慣的並不是飢餓，而是「時間」跟環境。放大來看，養成這些習慣，就像走進電影院就會想吃爆米花，或者清晨會讓你想喝杯柳橙汁的情況一樣。

打破你的時間表

艾瑞克告訴我這些故事，他看著我，彷彿我是個聽人懺悔的神父。但我告訴他，先把罪惡感擱置一邊，我們的目標應該是將他的問題視為「身體」循環，會依照生理時鐘一再出現。

我們先檢視吃足夠的早餐和一整天維持血糖穩定這兩件事，前面的章節已經討論過這些事，但是，我們還要更進一步地把重點放在「時間」，而不是食物。

我要求艾瑞克持續三週，每天都盡可能打破晚上的時間表，我們也訂出了執行的計畫：第一個目標是每天早點回家，此時距離制式的飢餓時間還早。然後他會換裝離開家，可能和朋友一起慢跑，然後在一家便宜的餐廳用餐；也許他可以去書店逛逛，或是去聽一場演講。這個計畫的主要目的就是打破既定行程，拋棄固有的習慣，改變他在家的時間，把注意力轉移到冰箱以外的事物上。

要是知道自己會在家用餐，他就會事先準備好晚餐，如此一來，到時只要很快重新加熱就可以，避開了以前習慣邊煮邊吃的時段。而且他規定自己在合理的時間上床睡覺，而不是熬夜看電視。冰箱裡的違禁品也被清出來，並利用本書第十四章和其他章節讀到的祕訣來改變生活。

艾瑞克發現了許多受試者都同樣會發現的事：他可以在短時間內快速打破舊習慣——新的習慣在幾週內就完全取代了舊習慣；此外，他也發現自己很容易就脫離舊有的時間安排。雖然在這段時間，他對起司和其他點心的欲求並未完全消失，但已經變得較和緩，其他更想要的目標取代了這些對食物的欲望：他每瘦了一些，就覺得自己身材愈來愈好，甚至開始喜歡吃健康食品，他很喜歡這種感覺。

三週後，他停止計畫那麼多的晚上活動，並發現維持較健康的新生活並不困難。壞消息是，困住你的舊習慣會耐心地等你再度回到它的懷抱。重回過去的生活是再容易不過了，這很危險，要是你陷入的習慣和喝酒有關，那就更糟了，因為酒精會瓦解意志力。不過，每當艾瑞克發現自己又開始吃零食，他就會再度打破時間表，確定自己手邊有很多健康食物可以吃，這也幫助他去回想改變飲食的初衷。他把一張手寫的紙條貼在冰箱上，上面寫著：「減輕二十二・五公斤的滋味比垃圾食物美味多了！」

事實上，隨著時間過去，他減輕的體重比二十二・五公斤還多一點，他認為關鍵就在能夠打破自己的渴望循環。突破渴望循環的祕訣如下：

- **一定要吃健康的早餐，並確定餐點能維持血糖穩定，而且要吃適當「數量」的食物。**特別是一大早時，你可以利用前幾章的指導原則。
- **改變容易促成你大吃大喝的人和地點。**要是你一個人會胃口大開，在大吃大喝時刻到來時就安排和別人在一起，你不見得要和這些人關係親近，也可以是聽演講、到圖書館、參加宗教儀式，甚至走在繁忙的街道上。要是在家的時刻會暴飲暴食，就到別的地方去，什麼地方都好。

請貼一張紙條在冰箱上，上面寫著：「減輕口口公斤（減重目標）的滋味比垃圾食物美味多了！」

- **打破時間安排。**你需要新的生活模式，這不只關於食物，還有「時間」模式，要是維持同樣的時間安排，你的生物時鐘就會準時喚醒渴望。一天之中其他時刻的決心有多堅定並不重要，你得擺脫的是那些脆弱的時刻。
- **計畫參加有競爭的活動。**會讓你更有決心。
- **提早一小時上床睡覺。**疲憊會加重渴望，休息則會鞏固決心。定期運動會讓你睡得好，並在隔天起床時感到煥然一新。
- **別誘惑「自己」。**若你在櫥櫃裡偷藏著自己想遠離的食物，那就表示你還沒有下定決心要改變。

正如你讀到的，重點不在食物，而在於「時間」。假如能夠擬定好計畫應付這些脆弱時刻，並且破除導致大吃大喝的信號，你就可以盡可能控制這個問題。

抑制每月的愛吃循環

若你現在是處於經期前一週的女性，渴望會變得難以壓抑。你可能聽過很多人說女性似乎比男性愛吃巧克力，光在經期前一週她們吃的巧克力數量就可以完全解釋上述的說法。

「動情激素」一詞指的是一群相關的化合物，包括雌二醇、雌酮及其他。為了簡單起見，在此統稱為「動情激素」。

不用說，那些渴望並不一定有幫助，何況每根巧克力棒只會帶來額外的二百卡熱量。一打開包裝，這二百卡路里就會出現，偶一為之還可以全身而退，要是一天好幾次，每一個月持續一週以上，那就會吃進相當可觀的卡路里了。

其中的罪魁禍首其實是動情激素——女性的性荷爾蒙。男性也有動情激素，但是數量不多，更年期之前的女性則有相當多的數量，而造成經前渴望的原因，就是通過血液的動情激素數量突然下降。

雖然聽起來可能有點技術性，但還是讓我說明細節吧！月經結束的第一週左右，身體會開始製造額外的動情激素，再度準備迎接可能懷孕的情況。身體會製造全新的子宮內膜，以免受精卵可能從輸卵管滑落。

如果你沒有懷孕，身體很快就會察覺到，因此在經期前一週，血液中的動情激素數量會快速下降，而子宮內膜也會在月經中脫落，然後等到下一個月，整個過程又會重演一遍。在此循環的最後一週，動情激素突然下降的情況會引發所有的症狀，你可能會感覺到脹氣、情緒產生變化等。當然，巧克力也會呼喚你，而呼喚的方式和整個月其他時間並不相同，你不只是「想要」，而是「需要」。

利用食物控制動情激素的數量

我和同事在最近一項研究中，證明可以利用相當簡單的飲食改變來抑制動情激素。

薇樂莉參加了我們的研究，因為她每個月都有很嚴重的經前症候群和經痛，在經前一週，她的情緒會變得低落，對食物的渴望也如潮水般湧來。當經期快開始時，經痛會很嚴重，她需要大量布洛芬（編註：一種解熱鎮痛藥）才能熬過上班時間。她從青少年開始就一直在忍受這些症狀，但是到她快三十歲時，這些症狀似乎更加惡化。

過去的研究發現，吃極低脂飲食的女性，血液中的動情激素會比高脂飲食的女性少很多。這項觀察的重要性，在於它解釋了乳癌在日本等國家很少見的原因：

這些國家的飲食脂肪量很少。在高脂肪食物盛行的國家，女性血液中動情激素含量較高，也容易罹患癌症。當然，還有其他因素會造成癌症，但脂肪與動情激素間的關係，引起了研究預防癌症的研究者重視。

此處的重點是，減少飲食中的脂肪攝取量可能會減少體內的動情激素，根據我的推斷，低脂飲食不僅能夠降低罹癌風險，也可以減少月經症狀——如果保持低脂肪攝取量，一整個月的動情激素數量就會維持在比較適當的程度，不會爬升太高，經期結束時也不會下降太快，應該能減少經前症候群、經痛和渴望。

一群三十三歲的女性們加入我們調查飲食對月經症狀影響的研究。為了真正減少脂肪，我們完全排除動物製品，當然也就因此排除了動物性脂肪。除此之外，我們也要求參與者絕對要將蔬菜油使用量降到最低，這樣的飲食需要花時間適應，但是在一、兩週的時間內，每個人都會找到自己喜歡的食譜，並且知道在餐廳要點什麼菜。

薇樂莉並不特別期望改變望飲食能發揮什麼功效，但是服藥似乎也不是個好的解決方式，而且對情緒或渴望一點幫助也沒有。在這個計畫中，她不需要特地計算卡路里或脂肪量，但她的確選擇了較清淡的食物：義大利麵調味汁而非肉醬；鷹嘴豆芝麻醬三明治而非烤起司；豆類紅蕃椒而非肉類紅蕃椒；烤蔬菜而非薯條。

她的飲食記錄顯示出：她的脂肪攝取量降到約卡路里攝取量的10%，相當於一天攝取二十公克的脂肪，纖維質攝取量則增加到約五十公克。即便沒有限制份量，她在五週的研究中，還是減輕了約四・五公斤。

真正重要的是，感覺改變了！她經期前不再有高低的情緒浪潮，渴望也趨於平靜。她表示，自己的經期「偷偷摸摸來了，第一天沒有我以前固定的劇烈經痛。它就這樣來了，幾乎毫無疼痛。」

很多其他的參與者也有巨大的改變，我們二〇〇〇年在《婦產學》期刊發表研究結果：她們平均的經痛時間從四天降到兩天半；經前症候群，例如閉尿、脹氣和無法集中注意力都改善了，很多參與者也說渴望下降了。

能夠降低對食物異常的渴望，是一份很棒的禮物！如果你總是覺得生物現象占了上風，讓你無力控制吃進去肚子裡的食物，那麼，你會重新發現，大幅抑制荷爾蒙所引起的渴望的確是行得通的，而且可以很簡單。

動情激素突然下降往往讓經期前一週的女性吃進數量可觀的巧克力——當然也吃進相當可觀的卡路里。

每月循環的動情激素變化

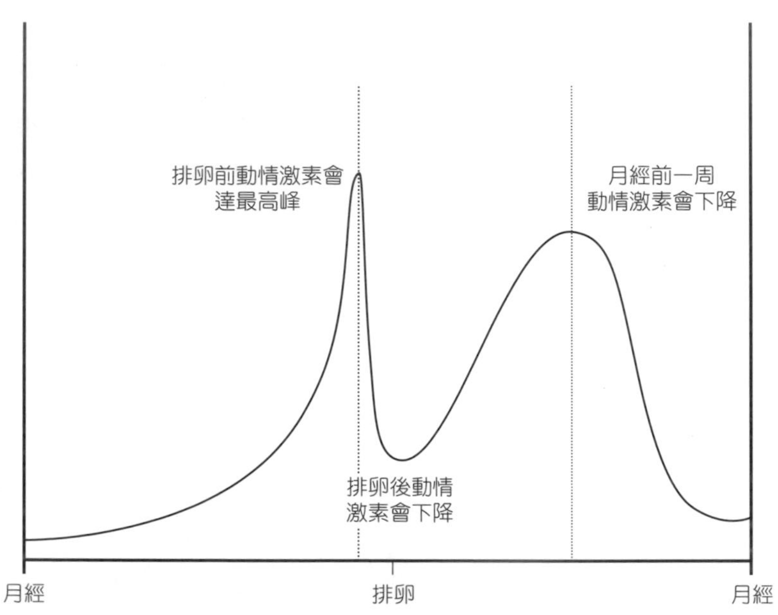

利用食物阻斷荷爾蒙的變動

飲食影響血液內動情激素的方式其實有兩種。首先，脂肪會增加動情激素數量，從飲食中幾乎去除多餘脂肪後，血液中的動情激素數量就會整個月都停留在較低的水準。若動情激素數量突然從雲端降到谷底，會造成渴望和其他經前症候群的現象，因此緩和高低峰的差距會帶來很大的差異。

第二，纖維質有助於減少動情激素：肝臟每一分鐘都會過濾血液，不僅排掉廢物、各種毒素和任何可能在血液中漂浮的東西，也排掉了多餘的動情激素。將動情激素透過稱為膽管的小管子傳送到腸道，纖維質在腸道就像海綿吸水一樣，會把這種廢棄的動情激素吸進去，然後將它帶出體外。

如果飲食中有很多纖維質，這種處理動情激素的系統就會運作良好，而肉類、乳製品和蛋類不含任何纖維質，如果你吃蛋和培根當早餐、優格和雞胸肉當午餐，身體就沒有足夠的纖維質執行工作。因此肝臟小心翼翼從血液中排掉並送到腸道的動情激素，實際上最後會「回到你的血液」。要解決這個問題，就要在飲食中加入蔬果、豆類和穀類，那麼，纖維質就能在消化道中困住動情激素，把它和其他廢棄物一起排掉。

低脂、以植物為主的飲食效果，影響的確非常深遠，幾週內減少動情激素數量接近一半，但你仍會有足夠的動情激素可以繁衍下一代和維持身體正常循環，卻不至於多到造成問題。

想要獲得這種好處就需要改變飲食，我們的受試者指出，只要他們在飲食中加入起司或油炸食物，就算只是偶一為之，低脂、素食飲食的好處也會少了一些。要是只在經期前一週改變飲食，這也不會發揮作用。你必須一整個月都遵循低脂飲食，這是要阻止動情激素在月初時突然飆升，你如果能做到，動情激素就不會在月底時猛然下降。

若要嘗試這套方法，可遵循以下步驟：

- 在月經的第一天開始改變飲食，然後整個月都遵循這些指導原則。
- 去除動物製品及添加的植物油，利用本書提供的食譜，選擇脂肪含量最低的食物。
- 要選擇高纖食品，請運用第九十五頁的快速纖維質表格來評估。
- 每月最後一週注意你自己的渴望、經前症候群及經痛情況。你很可能會注意到第一個月努力的成果，也會發現每一次的新循環效果愈來愈明顯。

你也很可能會減輕體重。薇樂莉就減輕了，她一週減輕〇・四五公斤，這會是鼓勵你繼續維持健康飲食的巨大動力。

打破每年的季節循環

很多人會陷入每年的季節循環，秋天來臨時你就會注意到，在假期派對

以低脂植物性飲食為主的用餐習慣，幾週內就會減少近一半的動情激素，減緩食物渴望。

和寒冷天氣的影響下，食欲控制力會開始衰退，你可能會覺得自己彷彿像隻松鼠一樣，猛往自己的臉頰塞食物，準備囤積起來迎接眼前的寒冷日子。

馬里蘭州貝賽斯達國家健康中心的研究人員就發現這種模式，他們在一年中每隔一段時間就測量一百九十五人的體重，發現「這些人幾乎都是在下半年增加體重的，特別是十月到十二月。」隨著夏日接近尾聲，人的胃口會增加，體重更隨之上升，這就是一種顯而易見的季節循環。

突然清醒的人們會在紐約除夕夜前下定決心要停止狂歡，恢復身材。接下來幾個月，我們會開始節食、運動，並設法減下一點過去增加的體重，不幸的是，整體的體重還是穩定向上。國家健康中心的研究人員發現，每個人在年末平均增加了〇・七公斤，在春天減少了〇・〇九公斤，所以每年增加約〇・六七五公斤。秋天再度來臨之際，整個循環又重新開始。

這就發生在艾瑞克身上，我們幫助他打破每天的循環，但他的渴望也有每年循環的現象，這和派對似乎關係不大，他也沒有養成任何新的壞習慣，只是他的胃口似乎在秋天時就會特別大，飲食份量一定會增加。「每年秋天我會注意到衣服比較緊。」他說，「我明白自己的胃口愈來愈大了。」年復一年，他的體重顯然在秋天和早冬時增加最多。

遠離不健康食物，讓運動、減重發揮功效

好消息是，只要克服體重在秋天增加的問題，你大概就可以控制一整年的情況。

首先，運動不能鬆懈，冷天通常代表人會待在室內並和冰箱有著危險的近距離，而不會去騎單車、上高爾夫球課、去海灘或任何會活動身體的地方。國家健康中心的研究指出：「那些在秋天運動最勤的人最不容易增加體重。」這不表示你得流汗減重；只要遠離食物，運動就能發揮功效。

其實，只要可以克服在秋天和假期體重暴增的問題，就能夠控制一整年的飲食渴望。

注意到在假期會增加體重，對你而言，本質上是「好的、永久的」幫助，這會讓你以全新的角度看待點心——那種牙籤上的起司或奶油餅乾一定會變成你身體的一部分。**假期時維持正常的飲食習慣，能預防年末體重急遽攀升**，要是真的改善了飲食習慣，你就可以把體重變化圖描繪成完全不同的樣貌。

在最近一項研究中，我們讓一群女性們在一月初吃低脂、蔬食的飲食，這時她們有強烈的動力減掉之前增加的體重。不用說，她們在接下來幾個月減輕了體重，在前三個月平均一週減掉約〇・四五公斤，但更驚人的是，在研究結束後到接下來連假期間都繼續維持這種飲食的人，更能「完全免於」假期體重增加的情況！事實上，她們到秋天和隔年還持續減輕體重。

艾瑞克遵循了第十三章的飲食建議，他不急著要減輕體重，在渡假時也大失手一次增加了幾磅，但他決定不再讓歷史重演，事實上，他做到了——減輕二十二・五公斤以上，而且幾乎沒有遇到困難。他不只擊敗了每日的循環，也克服了每年的循環。

幾乎所有的體重都是在假期增加

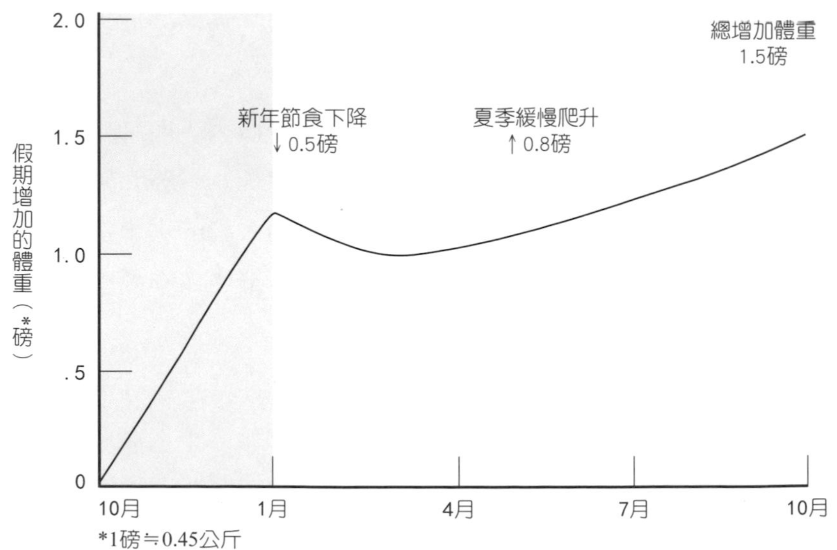

*1磅≒0.45公斤

阻止假期體重增加

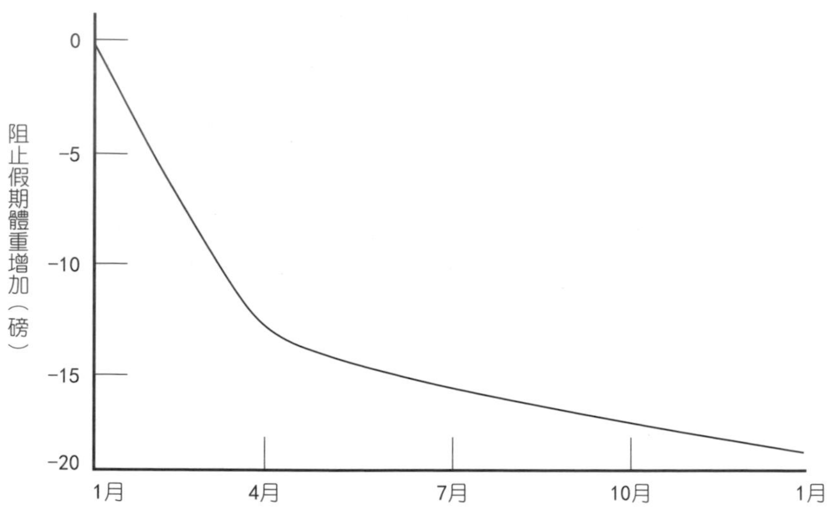

克服季節性憂鬱，肥油不上身

冬天會再度增加渴望，因為白天愈來愈短，光線昏暗就容易引起憂鬱，也會引發其他溫暖季節所累積的渴望，這稱為季節性情緒失調（SAD）或冬季憂鬱症，季節性憂鬱最常發生在北方的年輕女性身上。你會減少正常的精力、難以起床、胃口與睡眠增加，這種模式和典型的憂鬱症模式不同，典型的憂鬱症會讓人喪失食欲而且飽受失眠之苦。

當渴望出現的時候，你不會找醃菜或比利時小白菜，而是甜食或澱粉類食物，因為高碳水化合物會讓大腦製造血清素這種控制情緒的神經傳送素，百憂解、樂復得及其他的抗憂鬱藥物也會提升這種大腦的化學物質。因此，雖然有些人覺得吃含糖或澱粉的食物會比較急躁，罹患冬季憂鬱症的人卻認為這些食物會提振情緒，讓他們感覺變好。

利用食物對抗冬季憂鬱的症狀並沒有錯，但是你必須仔細選擇食物：餅乾、蛋糕和巧克力含有許多碳水化合物，它們本身雖然不太會導致體重增加太多，但這些食物會添加很多的奶油、起酥油或其他脂肪，無形中增加了很多卡路里。

相較之下，全麥麵包、糙米或是米餅、義大利麵和水果，就提供了相當健康的碳水化合物，以極少的脂肪增加天然的血清素製造量——前提是你不能在廚房裡又為它們增添上其他「加料」的脂肪。

要是你受到冬季憂鬱症的困擾，還有另一種治療方式可選擇：日光可以良好地解決冬季憂鬱症，以及隨之而來的過量飲食，要是清晨能接觸到大量日光，效果更是顯著。

我們的一位受試者琴以前在秋末和冬季時，總是瘋狂熱愛吃餅乾和澱粉類食物，但春天來時，她卻無法減輕在前幾個月增加的體重，因此體重不斷上升。我建議她嘗試簡單的「陽光治療」，在第一道清晨陽光出現時，出外散步二十分鐘，光這個步驟就大幅減少她的渴望，並且提振了她的情緒和精力，還燃燒了一些多餘的卡路里。

要是遇到比較棘手的案例，醫生就會利用特殊的燈光，提供大自然無法提供的處方。每天使用這些燈光來調節生理狀況，就可以建立新的燈光循環，慢慢將情緒、睡眠和食欲調整到正常狀態。有些燈具可以加上計時器，在早上慢慢喚醒你，並建立健康的每日循環。

上面提到的這些設備雖然大都很安全，但還是應該在有經驗的醫師監督下才可以使用，因為如果每天在錯誤的時間使用燈光治療，可能真的會重設你的生理時鐘，這樣反而會造成反效果，加劇失眠的症狀。

因此，要是處於每年的循環情況：秋天會增加體重，春天又無法減輕體重，你就必須遵循以下的建議：

- 慎選你吃的食物種類，要隔絕造成問題的食物。低脂、高纖、蔬食的食物必然是減重的最佳選擇，查一查食譜，你可以獲得很多健康的選擇。
- 要是你正以甜食或澱粉類食物對抗冬季憂鬱，就必須非常注意其中的脂肪含量。

如果你有輕微的冬季憂鬱症，每天清晨出外散步二十分鐘，就能減少食欲、燃燒卡路里。

- 就算天氣較冷、假日安排了行程，你也一定要維持固定運動的習慣。
- 如果你懷疑自己可能患有冬季憂鬱症，請一定要詢問專家，他們可能會提供能對抗情緒及食欲問題的燈光治療，或是其他專業的治療方法。

改變舊習慣

萬一你已經陷於每天大吃大喝的深淵之中了，就必須加強利用第二部分的其他步驟，但你還是要打破自己的時間安排；如果你處於每月的循環中，就利用低脂食物抑制荷爾蒙的起落；如果問題在於每年秋冬季食欲大開，體重因而增加，你就可以專注於自己正在吃的食物「種類」，而非數量，藉此處理真正的問題核心。同時別忘了要保持活動量，並尋找是否出現冬季憂鬱症的跡象，才能對症下藥。

Step 5

卡路里

起床後還是很疲憊、
什麼時候了嗎？
足的卡路里、脂肪和
說，一定是馬上吃下
無蹤。
無論是運動、休息和睡
我們就更能面對誘惑的

讓你喘不過氣，或者你想不起來最後一次經歷一夜好眠是何時，我們便需要修正你的一些觀念。

運動燃燒卡路里、抑制食欲、抒發壓力

首先，先摒除過去對運動的既有看法，你想像的運動可能是指早上六點步履艱難地晨跑、在一個又一個重量訓練器材上揮汗如雨，或是為了追求苗條的身材，難為情地穿著炫目的服裝上有氧課……暫時把這些想法擱置一旁吧！的確，運動會燃燒卡路里，但運動還有許多更重要的意義。如果你知道運動後所燃燒的卡路里量，可能真的會嚇一跳。

下次到健身房跳上跑步機竭盡全力跑個一公里，或者盡可能地跑，然後在氣喘噓噓、擦乾眉頭汗水時，按下顯示已燃燒卡路里量的小按鈕，你會發現數目在一百左右。但只要半份麥當勞小薯、三十顆M&M巧克力，或三百西西的可樂，就可以輕鬆超過這個數目，東西下肚後，你可能就吃進比剛才燃燒的卡路里還要多的熱量。

重點是：運動的確會燃燒卡路里，但身體儲存能量的方式很有效率，所以在任何運動中，燃燒掉的卡路里都很有限，要獲得運動中燃燒卡路里的優點，就必須讓運動成為生活的一部分，如此一來，運動才會真正發揮作用。另外，你還是要「配合」重大的飲食改變，而不是完全以運動取代改變飲食的方法。

運動不只是一種燃燒卡路里的方式，它的功能絕不僅止於此，運動對身體來說就像一個巨大的重新啟動鍵，只要維持良好的運動習慣，就會產生幾項重大的改變：運動會阻止食欲變動、重新設定情緒和休息的循環，不但能讓你睡得安穩、強化對抗渴望的力量，還能讓你和身體有全新的關係。

如果你在運動方面是新手，運動對食欲的神奇效果會讓你感到訝異，運動消除了冰箱對你的吸引力，你想用食物塞滿肚子的欲望也會降低。雖然身體會自然地利用食物來補足用完的精力，卻也有強大的力量對抗暴飲暴食，使你只吃進「適量」的食物。在第八章有提到，這有部分是因為運動會提升纖體素，使身體對抑制食欲更加敏感；同時**運動也會讓肌肉疲乏，足以阻斷促使你渴望走向冰箱的煩躁與不安**。

運動還會提振情緒，好好運動一場後，你會發現身體不只是體重計上的一個數字，你可以感覺到肌肉的力量、肺部流通的空氣和皮膚散發的熱度，比起坐著不動的日子，你整個人會感覺更好，也更有動力維繫健康的習慣；你會覺得比較平靜、果斷。若運動強度夠大，你也會獲得一點自然的腦內啡效果，消除疼痛和焦慮，最好的情況是擁有「跑者的快感」。

運動也是一種強力的睡眠輔助工具，如果肌肉疲憊，它就會促使你睡覺，這樣它們才能夠完成一整個晚上的修復工作。要是不運動，睡眠的情況反而會不容易安穩。

運動還有另一項功效：它會顯示出你的未來。要是你在快走後覺得有點累而且需要休息，那就是未來你「一直」會有的感覺，你只是稍微瞥見老年生活而已。但若能提升精力，讓自己走完長程距離或長時間運動後，還能精神奕奕而不是疲憊，那你就可以預期未來會有充滿活力的狀態。

請不要以為運動的好處只集中在頭部而已，運動還能夠從頭到腳調整你的身體。

魁北克拉瓦大學的研究者發現，**只要運動三週就能大幅改善胰島素的敏感度。**這一點很重要，要是你忘了第七章談到的問題，我可以告訴你：有時胰島素會無法將糖分從血液移到細胞，一旦出現這種情況，身體就會製造更大量的胰島素，好把糖分移到原本該去的地方，而大量的胰島素會妨礙減重。好消息是，運動有助於解決這項問題，魁北克的研究者發現，運動三週後，用餐後達到高峰的胰島素數量會下降20%，任何有氧運動都有同樣的功效，無論走路、騎單車、跑步、跳舞、上有氧課，都是很有效的運動。

因此運動不只是燃燒卡路里，也會重新設定食欲、情緒和睡眠循環，甚至是處理糖分的能力。那要如何開始呢？不要急，請慢慢開始。我們會提供很多樂趣和夥伴，就讓我告訴你這指的是什麼吧！

要獲得運動燃燒卡路里的優點，就必須讓運動成為生活的一部分，並配合重大的飲食改變。

對自己有耐心

你要慢慢開始，這不是奧運比賽，我們正開啟一條邁向健康的道路。如果你已經好一陣子都坐著不動，而且年過四十歲了，體重又多了好幾公斤，或者有任何不健康的狀況，你就還沒有準備好進行激烈的運動。

增加身體活動前，請先去找你的醫生，醫生會對兩件事特別關心：你的心臟和關節。一下子從事費力的運動可能會帶來災難，因此請慢慢來，然後逐漸增加你的活動量。

儘管如此，但你也不要做軟腳蝦，漫步在公園小徑可能很愜意，但身體並不認為這是運動，只要醫師同意你加速心跳做運動，你就要做能加快脈搏的運動。

對大多數人而言，好的起點就是每天走路半小時，或者如果這樣的安排對你比較有效率，你也可以選擇每週三次，每次走一小時。要是醫師建議你走的路程比這短，就遵循醫師的指示，但要確實執行——**將運動加入時間安排表中，就像和醫師約診一樣，而且不要偷懶。**

之後要逐漸延長時間和運動量，增加其他活動：騎單車、溜直排輪、跳舞、打網球、跑步或任何感興趣的活動。

增加運動樂趣

要是運動器材對你來說像刑具一樣，就改成走路，或者參加有氧課，你會發現這些運動適合各種年齡、各種程度。假如這些運動很有趣，你就會持續做下去。我們的一位受試者布蘭達有關節炎，她發現游泳最適合自己，在水中有氧課，她能做伸展運動，然後逐漸增加強度做各種活動。運動後的一整天，她都會覺得精神充沛、更靈活，關節的疼痛也減少了。

你可能有興趣知道，你並不需要一次就做完所有的運動。在一項新研究中，研究團隊要求一群人利用家裡的跑步機每天運動四十分鐘，一半的參與者一次做完全套，其他人則一天做四次，每次做十分鐘。無論採取那一種運動方式，減輕體重的效果都一樣，你也可以如法炮製，無論是利用研究中的跑步機，或是切割時間利用上班前、午餐後、下班後、晚上時快走，感覺幾乎像沒有運動一樣，但肌肉會察覺到其中的差異。關鍵就在要安排運動時間並持續下去，這樣才不會一直忽略運動，因此，你可以在你適合的時間以你希望的方式運動。

和其他人一起做運動

和其他人一起運動，你就不會感到孤單，朋友不僅幫我們轉移肌肉酸痛的感覺，也能避免我們取消安排好的運動。光是一個人做，很容易錯過每天的行程，但若一起運動的夥伴快要來了，你就會著裝準備。我們研究中的兩位受試者立下協議，在運動時互相支持，但她們住的地方距離遙遠，因此騎著固定式腳踏車的那位就會打電話給在跑步機上的另一位，即使在電話線上，她們也可以保持決心、互相支持，讓時間過得更快。

簡單釋放壓力

憂鬱、寂寞、憤怒、無聊或當我們感到有壓力時，食物提供了快速簡便的慰藉。在第十一章中，我們會檢視鞏固友誼和家庭關係的方式，這些是（或應該是）我們打倒壓力的首要工具。但是還是有任何人都可以嘗試的簡易方法：

要放鬆心靈，就要從放鬆肌肉開始，「漸進式放鬆法」會以特定順序放鬆肌肉，一旦身體放鬆，心靈就會跟著感到舒適。這些技巧快速簡單，在任何時間都可以派得上用場：工作時、在家時，甚至在地鐵上或公車上都可以使用。你會覺得更能控制情緒，而且比較不會向冰箱尋求慰藉。很多人喜歡

一次做足四十分鐘的運動，和分成四次、每次做十分鐘運動的減重效果其實都一樣。

在上班前及晚餐前運用放鬆技巧，你也可以在運動後使用，因為那時肌肉會有點疲勞，也需要放鬆一下。

以下是**簡單的五分鐘技巧**：先放鬆、舒適地坐著，可以的話就閉上雙眼，但就算坐在有千人座位的宴會首席，不能閉上眼睛時，這方法還是有用。把注意力放在呼吸上，並刻意減緩呼吸，就像睡著一樣。注意空氣流進鼻腔時製造出涼爽的感覺，現在想像涼爽的空氣進入體內將壓力累積起來，呼氣時壓力順便帶了出去。再一次吸氣時，想像空氣流進鼻腔，往上到臉頰和額頭周圍，讓涼爽的感覺遍布整張臉，呼氣時空氣會帶走所有臉上肌肉的壓力，想像空氣確實接觸到這些區域的每一塊並帶走壓力，就像拍打的海浪輕輕帶走枯枝和小石頭一樣。

接著逐漸擴大放鬆的部位，一次一點點：吸氣時想像空氣流到頭的兩側和後面，呼氣時，這些區域的壓力也會帶走；再吸氣，想像涼爽的空氣放鬆了頸部肌肉，呼氣時，壓力也隨之而去；現在想像呼吸的空氣通到肩膀，然後帶走壓力，緩慢、平靜地呼吸。接著把注意力放在上臂、下臂和手，然後是胸部、腹部、臀部、大腿、小腿及足部。完成後，安靜坐著一、兩分鐘再起身，你會感到一種深沉的放鬆感，當你養成習慣後，每次做完就會覺得這種放鬆感愈來愈深。整個運動只要花幾分鐘，若你喜歡，可以做久一點。

你也可以變化這種技巧：先暫時緊縮每個肌肉群，然後再放鬆。只要依照同樣的順序，從頭部開始，先輕輕繃緊額頭的肌肉，然後舒緩放鬆，接著是臉頰和下巴，然後是頸部、肩膀等部位，只要在釋放所有緊張之前繃緊肌肉一下子就好了。這對有慢性緊張的人來說特別有用，因為他們很難察覺自己哪裡的肌肉繃很緊。

醫學博士安德魯・威爾教我一種絕對是人類所發明最快、最簡單的減壓運動，它看似簡單，卻真的有效——顯然是因為這需要集中注意力，讓呼吸變慢、讓身體作出輕鬆的回應。方法是：先把舌尖頂在上顎，整個運動過程中把舌頭都放在那個位置，透過鼻子吸氣並數到四，然後屏住呼吸數到七，稍微張開嘴巴呼氣數到八，讓呼吸製造出通過舌頭和牙齒的嘶嘶聲。

在你覺得舒服的地方做這項運動四次，無論是開車、走路、等會議開始或任何時候都可以，一天做幾次也都隨你高興，你會發現這運動會帶走你的焦慮感。

其他非常簡單的減壓技巧，如早晚的運動、瑜伽或冥想都能發揮奇效，重新恢復身心的平衡，這些技巧對引發渴望的焦慮都有神奇的功效。

一夜好眠的關鍵

一夜好眠是最能打倒壓力的妙方，可惜很多人無法獲得足夠的休息。邁克是四十六歲的會計師，他正逐漸輸掉對抗肥胖的戰爭。他從來沒睡好過，每天早上他拖著沉重的腳步走進辦公室時，都覺得自己有點可悲。他必須灌下很多咖啡才能讓自己的腦袋在新的一天開始運作，但這卻會導致下午三點的精神不振，他只好喝下更多咖啡，到了睡覺時間，咖啡因並未完全從血液中消散，最後反而加重了他的睡眠問題，產生惡性循環。

因為長期處於疲倦狀態，所以他發現自己完全沒有抗拒垃圾食物的能力，他的主要生活目標就是過一天算一天，雖然零食或和客戶一起吃的油膩午餐早已啟動他內心的警鈴，但他就是無法抗拒這些誘惑。

要是你經歷過一段無法睡好的時間，會感到生命好像不值得再活下去，許多事都難以勾起興趣，更別提維持任何一種飲食法了。但事情仍有轉機，以下是讓你一夜好眠的關鍵。

幫助你睡眠的步驟

- **身體活動：**睡眠不只是為了心靈，也是自然地讓身體休息的方式。假如肌

運動瘦身的關鍵在於安排運動時間並持續下去，才不會一直忽略運動，請在你適合的時間依你的方式運動。

肉因為白天沒有運動而不會疲勞，生理上來說就很難入睡，所以你必須讓肌肉疲勞一點，才能啟動睡眠的反應：晚間出門散步、利用家裡的踏步機或跑步機，或者嘗試針對大型肌肉群的運動，例如扶地挺身或蹲坐。一旦覺得肌肉疲勞，你就幾乎可以確定會睡的好一點。

- **伸展和打呵欠：**小孩子度過一天後，就會伸展和打呵欠，大多數人認為這些疲累的徵兆不具有實質功能，但其實這可以幫助身體準備睡覺。大多數動物準備睡覺時就會做一樣的動作，狗和貓會伸展四肢，打一個大呵欠。我還在醫學院念書時，我從實驗室裡救出的寵物老鼠會伸出白色小腿，深深打個呵欠，然後蜷曲起來睡覺。

  很多成人不再經歷這些睡前的準備動作，這不是因為他們「身體」並不疲勞，就是因為酒精或咖啡因已經擾亂了自然的身體韻律，但只要刻意做這些動作，你會發現睡眠品質會比較好：上床前約半小時，就像童年時一樣伸展雙臂，然後張開嘴巴引發呵欠。一開始，你只是裝模作樣，但你很快會引發真正深沉的肌肉伸展，然後打呵欠。睡覺前做四次，你就會發現這對睡眠有明顯的效果。

- **如果需要的話，在白天小睡片刻：**很多人誤以為白天小睡片刻會干擾睡眠。但是科學家研究過這個問題，結果剛好相反。白天小睡的人在睡覺時間時，往往反而比較不那麼興奮，所以晚上會比較好睡。

不管你喜不喜歡，憂慮都會干擾睡眠，無論是財務狀況、家庭事務、工作責任或個人問題所產生的憂鬱，除非情況解決，否則你會一直面臨這些挑戰。因此，在你等待贏得勝利，到達某個陽光普照、無憂無慮的地方之前，你必須盡力遵循這些祕訣。

干擾睡眠的因素

- **咖啡因：**每個人都知道咖啡因會干擾睡眠，但卻不知道咖啡因的功效會持續多久，咖啡因簡直是我們國民生物系統的一部分，在任何時間，每一位美國人每公升血漿平均都有二毫克的咖啡因在流動，早晨喝一杯咖啡會讓我們清醒，有動力工作，但可能也會變的易怒，有時候變化很微妙，自己反而是最後才注意到的人。除此之外，咖啡也會惡化經前症候群。更不幸的是，很多人認為，喝咖啡的習慣除了治好前一天工作帶來的不適外，就沒有其他傷害了。

如果咖啡因不會造成問題，那就沒有什麼好擔心的。但要是你的睡眠品質差，就要注意**咖啡因的半衰期約是六小時**，這代表如果在晚上六點喝一杯咖啡，到了午夜血液中還會有整整一半的咖啡因，隔天早上六點，四分之一的咖啡因還在你體內循環。這可能就是你失眠的幫兇。

幸運的是，只要你主動把咖啡因擱置一旁，它就沒有什麼好怕的，不含咖啡因的咖啡、茶和可樂很普及，也比過去的好喝多了。用緩慢的速度戒除咖啡因可以將不適降到最低，只要幾天沒有咖啡因，你就可以向過去的你說掰掰了。戒掉咖啡因的代價是，你會喪失保持頭腦清晰、消解每日壓力的良藥，但當咖啡因不見了，你就會發現固定運動和適當的睡眠更能找回美好、健康的自己。

- **酒精**：酒精幫助你入眠？剛好相反！當你喝葡萄酒或啤酒幾小時後，酒精就會變成「乙醛」這種和酒精極為相近的化學物質。酒精具有鎮靜效果，但乙醛則是興奮劑，會加深焦慮並干擾睡眠，因此早上四點來襲的憂慮感，可能會取代昨晚貪杯的愉悅睡意。酒精也可能造成低血糖，進一步惡化睡眠狀況。要是你想找其他理由將飲酒量減到最低，我還可以告訴你，酒精最大的問題可能是對罹癌率的影響，只要每天喝一杯，就會增加罹患乳癌和結腸癌的風險。
- **高蛋白質食物**：份量紮實的豆類墨西哥玉米煎餅可能充滿了蛋白質，但你只能把它當作午餐。晚上吃高蛋白質的食物可能會阻礙大腦製造血清素。這種平穩情緒的化學物質，同樣能幫助睡眠；血清素是從色胺基酸這種胺

跟一般人想的不一樣，白天小睡片刻會讓你在睡覺時間不那麼亢奮，反而會比較好入眠。

基酸（蛋白質的組成物）製造而來，很多高蛋白質食物含有色胺基酸，但也含有更多其他的胺基酸，擠掉色胺基酸搶先進入大腦內，因此，你吃愈多火雞、雞肉、牛肉、蛋或豆類墨西哥玉米煎餅，就愈少色胺基酸進入大腦，飽足後身體製造的血清素也就愈少。所以晚餐應該含一點澱粉，因為從中釋放的天然糖分會刺激你腦中製造更多血清素，讓你睡得更好。

要是身體一直不活動、充滿壓力，而且發現自己整晚翻來覆去，你就可以打破這些模式。一旦習慣固定做有趣、可和他人一起進行的運動，加上一夜好眠減除白天的壓力後，你就會覺得朝氣蓬勃、神清氣爽，而且可以降低飲食上的誘惑。

11

Step 6

尋找健康瘦團隊

並不是只有一段濃烈的戀情才能幫你戒掉巧克力
友情、愛情、性吸引力
都能支持你改變飲食習慣

我們在本書一開始就認識了瑪莉・安，這天，她來到我們的研究會議分享心得。就像其他受試者一樣，與體重奮戰的漫長過程，已經讓她忘了這一切是何時開始的。最讓她掛心的就是她所屬教會的烘焙點心拍賣——義工團烤出的蛋糕、派、餅乾和鬆餅足夠餵飽一個軍隊，年復一年，她都幫忙準備，並且盡責地在冰箱儲存奶油盒，每個重達十六・二公斤。

然而某一天，當她正使力搬著一個奶油盒放到後車廂時，突然想到：「這就是我每天在做的事，增加體重就像拿著奶油盒一樣。」於是她下定決心要減重，並規劃了菜單，還利用第十三章提到的指導原則，結果她慢慢減輕了體重。就在會議這天，她大聲宣布說：「我站上體重計，想讓大家知道『我現在已經減掉一整個奶油盒的重量！』」全場爆出如雷的掌聲。

很多人誤以為要改變飲食習慣很困難，但我們受試者的成效都很驚人。其中一個最大的理由就是「他們擁有彼此」，瑪莉・安獲得整個團隊熱情支持，她的勝利就是大家的勝利。

在研究初期，我們每週都會聚在一起，圍著桌子討論我們的成功和失敗，並且檢視過去一週發生的大小事。我們用站在他們的立場評估事情，並且討論要怎麼幫助他們更好。每位參加者都互相支持，就像救生員幫助掙扎的溺水者一樣。

他人的陪伴為何如此重要？**有時候我們產生食欲時，實際上需要的是人際的互動**，而改變飲食習慣的重點之一，就是給自己一點「真正」在尋找的東西。

不，你不需要一段濃烈的戀情來幫你戒掉巧克力，但事實上，友情、愛情、甚至性吸引力，都會刺激大腦中同樣區塊的回饋中心——我們在第一章曾提到，會令人上癮的食物就是在這些區域發揮功能。個人關係是大腦在尋找的事物，無論是對話、和朋友相遇、和狗嬉鬧，或只是陪在某人身邊，都包括在內。一旦獨自一人，我們就只能專注在食物上，也沒有人會支持我們要改變的決心。

你的支持網路不需要很龐大或很精密，但這真的有助於保持決心，要是你正在尋求一點支持，我可以提供你一些個人生活和工作方面的建議。

尋找生活的其他重心

有些人會參加社團或宗教團體來填補空虛，除了以吃為重點的組織外，其他組織像音樂、語言、運動、藝術等，都可以建立新的社交網路以及一些健康習慣。有些人喜歡文化團體，例如法國文化協會或猶太社區中心。如果你不太想參與這些社團，或擔心其他人不會接受你，你或許可以參加課程或義工活動，美術館、圖書館、療養院、流浪動物之家和兒童醫院都會很高興有你的加入；素食社團熱衷與社會互動並努力推廣健康飲食的習慣，這些社團會給你很多有用的健康概念。

某位受試者的丈夫——亞瑟，他有健康問題。他認為自己體重增加的原因，就是當他在華盛頓特區的會計事務所工作時，養成一到下午三點左右就會想吃零食的習慣。他最愛吃洋芋片和汽水，但也會吃熱狗、堅果或其他不健康的食物，這些食物都是陪伴他度過漫長工作的夥伴。退休後，他的飲食大有改善，但一到兩、三點左右還是會忍不住吃零食。

治癒他的不只是良好的飲食建議，還有擔任義工的生活——協助當地美術館的書店。因為美術館禁止飲食，所以只好克制誘惑，很快他就發現他「必須」吃適當的午餐才能度過下午。他也結交了許多新朋友，這些朋友的興趣大不相同，所以他會獲邀參加特殊的活動，而且大部分都不供應食物，這擴展了他的生活圈，讓他結交了和會計師非常不同的朋友。會計師必須在壓力龐大的事務所工作，而這已是過眼雲煙，現在他的生活因為友誼和各種活動而豐富起來，垃圾食物帶來的愉悅也相形失色。

亞瑟試圖將義工活動取代吃東西的黃金時段。現在，你的問題可能不是下午的點心；或許你需要的是晚間的有氧課，此時冰箱正計畫要引誘你，而有氧課能讓你離開家裡，融入朋友之中。若你不習慣運動型社團，不想看到每個人穿著運動服，身材看起來玲瓏有致，或許選擇較平易近人的YMCA、YWCA或YM/YWHA會較自在，也可以找到限女性加入的社團。

要是過度飲食已成為問題，而你希望和其他人一起面對同樣的挑戰，你可以從過度飲食者匿名協會（Overeaters Anonymous）獲得協助，這個團體在每個城市都會舉辦聚會；體重監督者（Weight Watchers）的支持團體也對很多人有幫助，若要獲得最大的好處，你可以盡量採用它們的食譜。

納入家人、朋友的支持

西西莉雅加入我們的研究時，知道會經歷某些重大的飲食改變，但她仍欣然接受。這項研究阻絕了肉類、乳製品、蛋類和油炸食物，目的在觀察大幅減少脂肪攝取量會如何影響荷爾蒙的平衡。她有多年的月經問題，想要藉由調整飲食來對抗這些困擾，不過她有一點擔心：她的丈夫會支持這個計畫嗎？雖然他也需要減輕一點體重，但是先生不會抱怨嗎？會不會搞到最後落得必須煮兩份不同的晚餐的下場，甚至是拒絕在家用餐的地步呢？

結果她的擔憂是多餘的，她的丈夫不但沒有抗拒飲食改變，還一起加入挑戰。她們一起做了燉蔬菜、菠菜千層麵、豆類紅蕃椒和其他許多讓一般菜單更加清淡的菜餚。她的荷爾蒙變的平衡許多，經前症候群、經痛，以及其他和荷爾蒙相關的症狀都明顯改善了，她丈夫則減了好幾公斤，西西莉雅的母親也決定改變飲食，之後還成功減重。

但並不是每個人都這麼順利。愛拉是研究中另一位年輕女性，她發現丈夫對此完全抗拒，甚至取笑她的新飲食，讓她幾乎無法嘗試。兩週後，她便選擇放棄了。

只要有家人的支持，他們就可以成為強大的助力，不過一旦他們找你麻煩，也可能會減緩你成功的速度。所以，我們先花幾分鐘了解他們為何抗拒，並找出解決之道。

朋友或家人對你的飲食改變不滿時，通常表示他們無法理解你預見的改變價值，或者他們覺得自己不需要改變，你卻強迫他們進行一項計畫。

他們可能會提出各種普羅大眾廣為流傳的營養迷思來說服你，例如要是你改吃素，不吃高脂肪食物，像是薯條和巧克力棒，他們會覺得必須要告訴你：小孩子需要很多脂肪以供腦部發展、肉是蛋白質最好的來源、對巧克力的渴望代表缺鎂，或其他普遍但並不正確的概念。第十三章會探討普遍的飲食迷思，如果你需要額外的營養細節，你可以在責任醫療醫師委員會網站中找到更多資訊。

不要因為家人抗拒飲食改變，你就退縮了。面對飲食改變而出現小心翼翼的態度是很自然甚至是有幫助的現象，珍古德觀察到坦尚尼亞的猩猩才是真正的飲食保守人士，牠們維持固定的飲食習慣，在人類文化中也能發現同樣僵化的模式，牠們設法在家族中強化一套正常的飲食習慣。但這是有理由的，固定吃證明可食的食物可以避免中毒，一旦太過冒險，就可能中毒。假如一隻小猩猩撿到不屬於該族群飲食習慣的莓果或幼芽，牠的母姊很可能會把這些東西拍掉，而這些飲食模式演化成一成不變的傳統。珍古德在岡貝（Gombe）記錄了她的觀察，發現此區的猩猩會吃油果棕櫚樹的果實，但在牠們鄰近地區瑪哈勒（Mahale）的表親卻完全不吃。猩猩文化的餐桌禮儀也固定不變，瑪哈勒的猩猩會用牙齒咬開馬錢果，但岡貝的猩猩則會貼著石頭打開果實。

很多人對新的食物和飲食方式自然會感到緊張，但之後他們也可能會喜歡上這些新飲食。因此，要是你不情願的配偶對新的菜餚有怨言，你應該要知道那是他面臨「可能危險」的自然反應，至少你可以慶幸自己不是在設法指導可憐的家人如何打開馬錢果（編註：一種熱帶、亞熱帶植物的果實，馬錢科植物大部分有毒，只有近八種可食，但就算可食，種子可能也不一定能吃）。

雖然這樣說，但**幫助家人擁有健康的飲食習慣是值得的**。如果是你在打理家人三餐，我會鼓勵你別因為家人要求，就沒有決心為每個人準備健康的餐點——改變自己的菜單，卻為其他家人料理高脂肪、完全不健康的餐點。當你面臨他們的抗拒，我會鼓勵你掌握廚房的控制權，必要時把橘色交通錐放在廚房外，宣示你才是唯一有資格進入廚房的人。儘管你無法控制每個人在外的飲食方式，但在家裡你能掌握大權。

幾年前，我母親因為膽固醇過高而決定吃素，若非有強烈決心，她可能會繼續為我父親或來訪的親戚料理葷食，但她選擇盡可能為大家煮最健康的食物：配合她飲食又讓大家都喜歡的燉菜、湯、砂鍋菜等。大幅改變飲食不僅讓她的膽固醇值下降，也有益大家的健康。

有時候不健康的飲食習慣會在家人之間持續下去，是因為食物可以作為

一旦獨自一人，我們就只能夠專心在食物上，也沒有人會支持我們要成功的決心。

表達關懷的奇怪方式。我的一位鄰居不斷塞給她過重的青春期小孩食物，包括他們不想吃、她自己也不吃的食物。多年來，她認為自己要是沒有像個二十四小時服務的外燴廚師，就無法傳達她對他們的愛，同時小孩也認為拒絕會傷害媽媽的感情，一直到其中一位小孩有了很嚴重的消化問題，才被迫改用較健康的方式來表達感情。

鼓勵他人養成不良習慣的人，有時可稱為「煽動者」，特別是在酒精和藥物濫用的情況下。這個詞也可以應用在那些明明知道你戒吃炸雞和香腸、披薩，卻把這些食物帶給你的家人。要是家人以這種方式破壞你的計畫，你必須溫和但堅定地要求他們停止，現在是向家人求助的時候了。

發出求助訊號

若要請求親友協助，你可以先讓他們知道你正在讀這本書，指出他們可能感興趣的部分，並讓他們知道你希望嘗試的計畫，要是他們一起加入就更理想了，第十四章的計畫只需要三週，但你們很可能同樣獲益良多。萬一他們不想一起嘗試，至少不能阻礙你，你必須**有禮貌但清楚地要求他們不要誘惑你破戒，而且不要發表不支持的言論，就算是幽默的方式也一樣**。

假如家人不願意幫忙，解決之道往往就是找到正確的字眼，讓他們知道他們是你生命中最重要的人、他們的鼓勵意義重大，包括幫助你避免誘惑，不要誘使你吃任何戒吃的食物。你會驚訝地發現，只要你開口，他們都會團結一致支持你的。如果改變的過程艱辛，想想「你」為他們做的事可能有幫助，假如伴侶中的一方設法改變飲食，另一方設法戒菸，他們就可以一起規劃會讓兩人分心的活動，並且互相支持。

我們其中一位受試者要求醫師開一張特別處方箋（當時這聽起來有點奇怪），而這的確發揮了妙效。你可以如法炮製，影印下面的便條，拿給任何覺得有必要拿給他看的人：

出自尼爾・柏納德醫學博士辦公桌

＿＿＿＿＿＿＿＿＿＿＿＿正在進行一些對他健康很重要的飲食調整。執行一項新的飲食方式可能很困難，但你的支持可能就是成功或失敗的關鍵。

一旦有人嘗試設法改善飲食，有時他們的同伴出於善意，會鼓勵他們吃不在他們飲食法中的食物，但你應該幫助他們暫時「轉移」對那些食物的注意力。這是大方提供支持、避免妄加評論或嘲弄的良機。

謝謝你的關心和參與。

尼爾・柏納德醫學博士

取得同事的協助

對某些注重健康的人來說，辦公室就像刑求室。你正在處理自己的事，但餅乾、巧克力布朗尼和糖果卻時時出現在身邊。「嘿！吃過這沒有？」同事一邊說一邊把鬆餅塞給你；或是「我要去買雙倍拿鐵義式摩卡巧克力濃縮咖啡和可頌，想吃什麼嗎？」午餐時間會有人邀你一起吃油膩的漢堡或充滿膽固醇的商業午餐，接著在下午又吃了更多垃圾食物。

假如同事不斷拿東西給你吃，就要求他們把你排除在餅乾和蛋糕的邀約之外，**不要只因為「禮貌」就覺得應該要吃。**事實上，大多數提供食物的人並不介意你吃不吃，他們只是想表現客氣、大方、廚藝好或他們喜歡你。只要你說他們有多棒，有多感謝他們，食物就無關緊要了。你必須要主動，自己帶午餐或預先計畫會在哪裡用餐，以免受他人的建議擺佈。在辦公室派對或百樂餐會（編註：指聚餐時，參加者自備一道佳餚共享）上，你可以自備一些健康的東西或不參加。

我們受試者依芳提到一位總是塞東西給她的朋友，她發現解決之道不是與朋友直接衝突。反之，她告訴他一個他們共同認識的人「他幫了我很大的忙，『從來』不會塞食物給我，還告訴我『不要』吃不好的食物，那正是我需要的。」她發現她的朋友改掉了塞食物的習慣，並且跟著鼓勵她保持決心。一點交際手腕會幫助大家保住面子。

對抗派對的美食誘惑

很多人害怕派對，或者說，他們害怕外燴承辦人將引誘的藝術發揮到極致，奉上一盤又一盤充滿吸引力，同時又令人痛苦的佳餚。你可能不希望把話傳出去，以免冒犯到宴會主人，但假如你向折磨人的外燴公司投降了，隔天早上一定會非常恨自己。那麼，我們又該怎麼辦呢？以下是破解派對引誘的一些祕訣：

主動告知主人

一旦獲邀參加宴會，我就會事先告知對方自己已經改變了飲食習慣，而且為了避免給主人帶來額外的麻煩，我會主動帶東西，例如一碗切好的外國水果、低脂酪梨沙拉醬加餅乾或一些鷹嘴豆芝麻沙拉醬。主人通常會拒絕，說宴會有很多東西可以吃，不論他們真正的想法是什麼，至少他們已經預知有些賓客喜歡較清淡的食物，而不是最後一刻才知道。

當我們的生活因為友誼和各種活動而豐富起來，垃圾食物帶來的愉悅就會相形失色。

帶健康的禮物

就和許多賓客會帶一瓶酒一樣，我常常帶著包好的食物當作禮物。禮物可以是一些有趣的沾醬，例如低脂豆腐製的農場調味料，而非富含乳製品的醬料、一些國外的麵包或小的水果籃。現在健康食品店都有提供好幾百種包裝精美的產品，這些都會是完美的禮物。

不要餓肚子到場

依芳說：「我和朋友外出或參加派對之前會吃點東西。如果沒那麼餓，就比較容易拒絕那些我完全不該吃的食物。」如果怕過度熱心的主人會把完全不對的食物塞給你，這時要是你手上先拿了東西，你會發現他們會很開心地放你一馬。假如你正在和其他賓客交談，一盤裝滿蔬菜沙拉的開胃菜會有幫助，不但可以滿足自己的胃，又杜絕他人幫倒忙。

回報他人的善意

社會支持是一條雙向道，一旦你採用較健康的飲食法，親友可能會鼓勵你，而你也會對他們產生非常正面的影響。你會是很棒的典範，展示了一條通往更良好的健康道路，你會知道那些食譜有效，那些餐廳的食物能真的滿足味蕾。你可能也會學到很多營養和健康方面的知識，而你的親友也可以從中獲益。看到他們都一起變得健康是很美好的事，而我希望這樣的事可以發生在你身上。

12

Step 7

給自己非瘦不可的好理由

沒有足夠的動力戒掉不健康的飲食習慣
就是繼續拿自己的健康當賭注

一旦面對極為誘人的食物，回想改變飲食習慣的重要性將會有所助益。本章告訴你許多改變飲食方式的好處，進而提供其他有助於停留在飲食正軌的刺激。當然，不同的人有不同的動機，包括增加壽命、為小孩改善健康、對環境有益等等，原因不一而足，這都取決於他們的年齡、價值觀以及背景。

我的工作夥伴肯特是低D_2的典型例子，這種人多巴胺受體的數目比一般人少。就像許多有這種基因特質的人一樣，他長期覺得飢餓，並對一切覺得不錯的食物上癮。他以前會抽菸、酗酒，而且吃過多高卡路里的食物，儘管過去幾年體重增加不少，但他並沒有足夠的動力戒掉不健康的飲食習慣，就算已經結婚並生了兩個小孩，他還是繼續拿自己的健康當賭注。

最後，他的醫師要他坐下好好談談。醫師嚴正指出他不僅因為過重無法和小孩子玩，而且幾乎確定會有心臟病，特別是考慮到他的家人充滿心臟病史。醫師看著他的眼睛問他是否下定決心？這讓肯特很震撼：「你的意思是什麼？」他問。醫師又問了他一次：「你下定決心了嗎？」

醫師竟然如此鄭重其事地問話，肯特說不出話來了。他的醫師溫和地解釋，根據醫學判斷，肯特的健康問題會產生嚴重的後果，壯年猝死的風險太高，不容忽視。事實上，肯特的確需要做好準備，萬一他還沒準備好就離開人世，家人的日子會很難過。肯特認為這是笑話而笑了起來，但醫師看起來很嚴肅。

肯特開車回家時醫師的話開始發酵，因為他父親在四十五歲左右就突然死於心臟病。他得承認自己並不健康，他在開進自家車道時做了重大決定。他開始看心理醫師，短暫接受處理焦慮和壓力的治療，因為這似乎是他過度飲食、酗酒和抽菸的主因；他和妻子還諮詢營養師以求取好的飲食計畫。

接下來一年他戒了菸，也瘦了很多。他極度依賴醫師和營養師的支持，每一、兩週就打電話請教，他也設法對健康的東西「上癮」：他參加一門有氧課，教室離他辦公室只有一條街遠。一開始這一切進行地很慢，但大概一年過後，他的課程運動量就大到可以感受到「跑者的快感」。他現在每天健身（他其實很怕停下來），令人驚訝的是，他還期盼某天成為健身教練，我從未見過這樣的行為轉變！**關鍵就在找到正確的激勵。**

對你真正重要的是什麼？

有時候找到正確的激勵可能多少是一種挑戰。幾年前，一個紐約市外的社區團體邀請我，在各個學校發表一系列營養方面的演講。狄恩・歐寧胥的研究顯示蔬食飲食、運動和壓力管理確實會扭轉心臟疾病，當時造成廣大迴響，而邀請我的主辦單位也極欲將這項訊息盡可能傳達給大眾。

第一場演講是在一所大學，那些學生很有禮貌地聽我演講，但膽固醇和飽和脂肪的威脅，顯然離這群年輕且大致上仍很健康的聽眾還很遙遠。

第二場演講的聽眾是高中生，他們對面皰軟膏和音樂錄影帶的興趣遠遠大於心臟疾病的風險和誘因。所以我決定改弦易轍，談論他們可能會想放棄吃肉的其他理由，他們也的確認為屠宰場的骯髒情況，和政府鬆懈的檢查行為，可以說是令人「噁心」而且有爭議的。

第三場演講是在小學，我走進體育館時，學生都坐在地板上，老師正忙著責罵那些較吵鬧的孩子。我一直以來都抱持著一種幻覺，認為自己還保有「赤子之心」，但這時我很快了解到，我完全沒有話要對這群孩子說，有什麼能激勵小學生想到飲食問題呢？在這群學生中，我看不到任何可能成為心臟病醫師的人，也想不起任何故事書中的角色有膽固醇問題。最後，我可以想到的就是問這些學生，對於農場動物的感覺如何。我大膽地說：「要是你是一隻豬，你想要被困在大型農場的室內豬欄裡，小到幾乎無法轉身，還是想和家人一起在農田上玩耍？」他們立即大喊「和我的家人！和我的家人！」這就是演講進行的方式。我想三十年後，那些決定放過豬一馬的人，會比決定吃豬肉的人，心臟更健康，腰圍更纖細。

假如你想找一些其他的激勵方式，看看下面的論點將對你有意義，這些論點都與擺脫不健康飲食習慣的好處有關。

- **親友會擁有更健康的你**：青少年會冒太多險：開快車、喝太多酒、抽菸、嗑藥，還有吃一些亂七八糟的東西。但到了結婚生子的時候，我們會逐漸了解其他人要依靠我們。父母如果有危險的生活習慣導致生命可能縮短，並無法為受撫養者帶來任何好處。但只要你照顧好你自己，你就能隨時幫助你的家人度過前方的挑戰。
- **變瘦**：遠離富含卡路里的食物，腰圍縮小指日可待。
- **減少罹癌風險**：要是你質疑擺脫吃肉和起司的習慣是否值得，研究報告可以告訴你，罹癌率會整整減少40%！
- **可以扭轉心臟疾病**：在歐寧胥醫學博士的典型研究中，改吃低脂、蔬食飲食，加上運動和壓力管理的人中，82%會確實扭轉心臟疾病。這一點尤其重要——西方國家大多數人在高中畢業前，動脈就已產生阻塞的現象。

- **能預防背痛**：腰動脈阻塞是造成椎間盤（編註：連接兩椎骨間的結締組織）問題的主要因素，而這些問題則會造成常見的下背痛，這也是抽菸者較容易背痛的原因。簡單來說，若脊椎骨沒有獲得必須的血液和氧氣，就會愈來愈脆弱。萬一脊椎骨破裂，結果可能會導致長期背痛。所以對心臟好的飲食——暢通動脈，增加血液流動，對你的背也有幫助。
- **維持性功能的年輕狀態**：「不舉」在中老年男性身上常常出現，但這並不是懷疑自己性功能的焦慮所造成的，而是動脈阻塞造成。通往心臟的動脈阻塞會造成心臟病，「頸動脈」阻塞會造成中風，同理，通往性器官的動脈阻塞就會造成不舉。沒錯，菲力起司牛排不會讓你在床上虎虎生風，但蔬食漢堡卻可能是回春妙藥。
- **預防、甚至扭轉糖尿病**：研究顯示，假如改變飲食的程度夠大，第二型糖尿病就可能會改善，甚至消失。糖尿病造成的所有問題，包括心臟疾病、眼盲、腎臟疾病和截肢的發生率也會降低很多。一旦去除飲食中的脂肪，胰島素運作就會很有效率，這讓很多罹患糖尿病的人減少用藥，或完全停止用藥。如果你罹患第一型糖尿病，這種飲食方式可以將胰島素的劑量減到最少（詳情可見《糖尿病有救了》）。
- **降低血壓**：根據各種研究顯示，改變飲食、結合運動會降低血壓，大多數人也能因此減少、甚至停止用藥。要小心的是：對於高血壓患者需要比較注意，所以要讓你的醫師決定是否該停止用藥以及合適的停藥時間。
- **免受便祕之苦**：從不含纖維質卻充滿糖、巧克力、起司和肉類的飲食，改吃充滿健康蔬果、豆類和全麥食物，會帶給消化道正常運作所需的營養。此後，你可以擺脫瀉藥了！
- **降低盲腸炎的風險**：健康、高纖飲食會改善大腸內容物的運作，這可能是素食者得盲腸炎機率小很多的原因。盲腸炎通常是因為擠壓在一起的糞便阻塞住闌尾頭造成。

- **向痔瘡說再見**：知名癌症研究者丹尼斯・柏基特醫學博士（Dr. Denis Burkitt）發現，高纖食品不僅能減少結腸癌的風險，也有助於預防或治癒痔瘡——往往是便祕的人太用力排便造成。
- **減少食物衍生的疾病**：實際上所有造成食物中毒事件，登上頭條的細菌都源自於家畜的排泄物。信不信由你，少許雞的肥料和其中的細菌汙染了零售商店裡三分之二的雞肉食品，在家裡一打開那些食品，裡面的細菌就會活生生地和濺到流理臺的「雞汁」一起滴出來，汙染你的廚房海綿、器具和雙手。由於植物沒有消化道，排泄物的細菌例如沙門氏菌或O157:H7型大腸桿菌，只會汙染到肥料或沒有衛生處理的蔬果。
- **保持骨頭強健**：不吃肉者往往能保持鈣質不流失，動物脂肪會過濾來自骨頭的鈣質，並透過腎臟使其流失於尿液中。
- **減少經期症狀**：不吃肉類和乳製品的女性因為荷爾蒙趨於平衡，大多會減少經前症狀和經期的絞痛；戒吃糖能穩定經前症候群相關的情緒波動。
- **精力會更充沛**：我不知道這是如何發生的，但事實就是這樣，一旦戒除不健康的食物，你的精力就會大幅增加。
- **老年時會比較健康**：變老不代表會失去健康，許多老年人罹患的疾病，像是糖尿病、心臟疾病、癌症、關節炎、中風甚至阿茲海默症，都和飲食有極大關連。停止吃糖、乳製品和肉類是很有效的處方。
- **比較可能容易「活到老」**：生活刺激、英年早逝可以拍成充滿浪漫情懷的詹姆士・狄恩電影，但這在現實生活中就不太行得通了，通常素食者活的會比葷食者來的久。
- **發現有趣的新味道**：我小時候在北達科塔長大，晚餐不外乎是各種肉類搭配馬鈴薯和玉米的組合。我們有兩種調味料：鹽和辣椒。選擇較健康的飲食也代表更多有趣的選擇：李子形蕃茄配義大利麵、充滿異國風味的印度

你下定決心了嗎？在面對極為誘惑的食物時，不妨想一想改變飲食有哪些重要性！

咖哩、辛辣的墨西哥食物、古巴黑豆配米飯、地中海和中東食物、素食壽司、族繁不及備載的中式及泰式食物、衣索比亞料理……等。即使沒有健康上的好處，也沒有理由對這些美妙的食物敬而遠之，將就那些從小吃到大的乏味食物。

- **省錢：**就像吸菸者會花不少錢在他們的習慣上，那一包包的起司、巧克力和餅乾也很快會榨乾你的荷包。
- **省下醫療費：**一九九五年，我和我的同事計算美國吃肉造成的直接醫療花費，總金額每年達到六百一十億美元（約一．九兆臺幣），都是葷食者的心臟疾病、癌症、高血壓、糖尿病、食物衍生的疾病、肥胖和盲腸炎所造成。和素食者相比，葷食者罹病的機會高出很多。不幸的是，目前的數字比當初更高，全顯示在攀升的保費、處方用藥成本及醫療花費上。
- **減緩飢荒問題：**法蘭西斯．拉佩（Frances Moore Lapp）在《一座小行星的飲食》提到，許多可用土地的開發，不過是為了養幾億隻牛、幾十億隻雞和北美穀倉、農地裡面數百萬家畜。打破肉類和乳製品產業控制我們幾十年的魔咒，會讓土地有其他用途，包括餵飽世界上其他的飢民。
- **你會是真正的環境保護者：**假如你在養豬場的順風處待上五分鐘，你就會希望你的鄰居全部改吃素。
- **你會善待動物：**信不信由你，美國農業部的記錄數字顯示，美國人「每小時」吃了超過一百萬隻動物，戒除吃肉的習慣可以改變的絕對不只是善待你餐桌上的食物而已。
- **你會善待農場工作者：**巧克力產業的一大爭議，就是農場工作者的生活狀況，像是雇用童工等等。

很多人照顧自己的健康不是為了自己，而是覺得有義務為了家人保持健康，或是對居住的世界有某些責任。你一定要培養出那些動力，而且要好好利用。冠狀動脈和腰圍不會在意你「為何」改變飲食，但這對它們絕對是好處多多。

PART 3

3種新選擇
以健康的方式戀上食物

Breaking Free:
Falling in Love with Food-
the Healthy Way

接下來三章會討論如何開始真正理想的飲食——不但可以讓你堅強地對抗「渴望」，也能幫助你瘦身，而且保持健康。

我們先來看一些健康飲食的基本指導原則，接著，我會告訴你如何自信滿滿的度過一項三週計畫。最後，我們可以讓這個計畫在現實生活中完美呈現——也就是說，無論在頂級餐廳、速食店或路邊，都要讓你健康吃，而且愛上這種飲食！

13

吃會回報你的好食物

莉莎開始只吃我們推薦的良好食物群
一年後她減輕了大約二十七公斤
而且完全像換了一個人似的

想重新調整飲食並減少渴望，可以利用健康的早餐開始美好的一天並遠離飢餓，接著以低GI值的食物維持一天血糖穩定；此外還得避免低卡路里或高脂肪的飲食，因為它們可能會破壞纖體素控制食欲的能力；最後則要脫離不健康的渴望循環。

想要了解這些原則如何真正轉換成日常的生活飲食，可以看看辛西亞和史蒂芬的例子：辛西亞的目標是控制每晚來襲的巧克力誘惑，因為這讓她愈來愈害怕面對浴室的體重計；史蒂芬的目標則是減少膽固醇，意思是說，他盤子裡的食物應該要從鮭魚、各種肉、起司及其他他習慣吃的高脂肪食物換成更健康、清淡的菜色。首先來看他們如何選擇控制渴望的食譜，然後再檢視什麼是規劃你個人食譜的基本關鍵。

就早餐而言，他們決定煮一鍋傳統的燕麥片，要是你也打算這樣做，我會鼓勵你參考第八十八頁，而「不要」照包裝指示煮燕麥片。辛西亞加了草莓（肉桂和葡萄乾也不錯），史蒂芬則吃原味的燕麥片。

因為我鼓勵他們吃一些富含植物蛋白質的東西當開胃菜，所以他們選擇了素食香腸。史蒂芬很喜歡「聰明連結」這種輕食生活食品公司製造的素食香腸，只要在不沾鍋上將它煎至褐色，就會有肉製香腸的味道。每一條香腸有七公克的蛋白質，而且沒有一般香腸的膽固醇或飽和脂肪（健康食品商店和大型雜貨店也有許多其他不含肉的香腸、培根條和加拿大培根）。若要一份高蛋白的開胃菜，他們會選擇雞豆、烤豆子、豆腐什錦或任何在我的食譜能找到的食物。他們也會切開甜瓜，但到了要吃的時候，之前的開胃菜已經讓他們飽了。

他們的早餐讓一天有好的開始，這頓早餐能避開可怕的膽固醇、脂肪及動物蛋白質等一般早餐帶來的詛咒。這種完全無糖的早餐用健康的纖維餵飽他們，而且含有許多有益的複合碳水化合物，能讓血糖穩定好幾個小時。

整個早上他們會感覺自己是健康的，而且充滿活力，思緒不會完全飄到零食那裡，目前為止，一切看來很不錯吧！

辛西亞喝乾豌豆瓣湯配沙拉當午餐，史蒂芬和一位同事停在一家速食墨西哥餐廳，他點了一些不加起司的豆子墨西哥玉米煎餅。雖然不是什麼豪華大餐，但這些都是零膽固醇、低脂肪、低GI值的美味食物。

晚上他們選擇的食物作法都很快速、簡單，而且並不陌生，毫無疑問，他們達成了目標。健康營養的早餐及低GI值的午餐綜合起來，就可以抵擋整個下午的飢餓和渴望。

晚上他們再度在家吃用餐，一開始先喝扁豆湯，為了簡單起見，他們買的是罐頭湯；然後是一份以綠色蔬菜為主的沙拉，上面淋了甜醋；他們還煮

健康高纖的營養早餐以及低GI值的午餐綜合起來，整個下午就不會再感到飢餓！

了一些天使麵，加上蕃茄及義大利辣椒製的「辣」（arabiata）醬；另外他們也喜歡「蕩婦辣味義大利麵」（puttanesca），這種麵是由蕃茄、大蒜、辣椒、橄欖、續隨子和荷蘭芹做成。這種麵的名稱源於義大利妓女，理論上她們必須在接客空檔快速準備晚餐，她們也常在麵中加入鯷魚，但你若希望這道菜真正健康而且零膽固醇就不要加；他們也會用蒸的方式處理甘藍菜和蘆筍之類的一些小菜，然後再稍微煎一下。

整頓晚餐大約只要花十五分鐘準備，嚐起來就很美味，而且這頓飯充滿營養，要是去查扁豆、義大利麵或盤中其他食物的GI值，他們會對自己感到很驕傲。

之後，他們會在夜晚外出散步，不是為了讓脈搏加快的運動，這只是兩人相處的方式之一而已，附帶的好處，就是破壞辛西亞晚上在冰箱大肆搜括的機會。

這就是他們的一天。在其他日子裡，他們會吃我們提供的食譜及第十五章出現的食物，也會儲存足夠的新鮮水果當作零食點心。「現在吃的食物比以前高熱量食物還吸引我。」辛西亞說，「這些食物『感覺』起來比較健康，而且對我們都有幫助。我的體重一直穩定下降，史蒂芬的醫生也很滿意他的膽固醇指數。」

這當然和他們之前的日常習慣大不相同，以前光是準備晚餐就讓他們累的無法在晚上散散步，更別說是有減重或減少膽固醇的可能，他們的新菜單正是醫生所要求、希望的。

4種新的食物群

規劃健康的飲食其實比你想像的容易，讓我告訴你一些基本原則。食品業或許會希望你從巧克力群、起司群及甜餅乾群中規劃飲食，事實上，你應該利用的是四種健康的食物群。「四種新的食物群」發展於一九九一年，取代了舊有的一九五〇年代「四種食物群」：肉類、乳製品、穀類，而所有的蔬果類皆歸為同一群。新的分類列出較富有保護性營養素，例如纖維質和維他命的飲食，略過含膽固醇、動物性脂肪及其他不理想的食物：

- **蔬菜群：**包括蘆筍、甘藍菜、胡蘿蔔、花椰菜、菠菜、甘薯及許多不同的蔬菜，這些蔬菜富含維他命，而且鈣、鐵及其他礦物質含量驚人。多吃綠色、黃色及橘色蔬菜，因為它們可以抗癌；綠葉蔬菜（除了菠菜外）則是很好的鈣質來源；馬鈴薯類則應該多選擇甘薯及山藥。
- **水果群：**包括蘋果、香蕉、藍莓、櫻桃、葡萄柚、柳丁、桃子、梨子及其他擺放在農產品部門的美味水果，這些水果富含維他命，儘管味道甜美，除了少數例外，例如西瓜和鳳梨，其他水果對血糖的影響都很少。
- **豆類群：**包括高蛋白、高纖維質的食物。豆子、扁豆及豌豆也富含鈣、鐵、可溶性纖維質，甚至含有少許「良好脂肪」，也就是omega-3脂肪酸。這個食物群也包括各種豆類製品，從豆腐、天貝、味噌到素食漢堡、無肉熱狗及各種貌似火雞、雞肉、波隆納香腸、義大利辣味香腸及加拿大醃肉，應有盡有。
- **全穀群：**包括糙米、燕麥、大麥、全麥麵包或義大利麵、玉米、藜麥及其他富含複合碳水化合物、纖維質及蛋白質的相關食物。在麥製品中，義大利麵比一般麵包的GI值低；選擇麵包時，黑麵包及裸麥麵包又比白麵包或小麥麵包GI值低。

若你希望有個能抑制渴望，同時又健康理想的飲食，就可以把這四種食物群規劃到你的菜單上，避免肉類、乳製品及蛋類，並把額外添加的脂肪減到最低，這些食物本身都是低脂肪、高纖維，而且大多數GI值都很低。

在你的餐盤中，這些食物會變成傳統的燕麥片早餐灑上肉桂和葡萄乾、半份甜瓜及全麥土司；午餐則是一大塊蔬菜紅蕃椒、乾豌豆瓣或扁豆湯，或

規劃健康的飲食可能比想像中容易，你應該利用四種「健康的」食物群：蔬菜、水果、豆類、全麥。

是豆子墨西哥玉米煎餅配上米飯；晚餐是義大利海鮮麵、秋季燉時蔬，或是素食千層麵加上很多的新鮮蔬菜。

每個食物群你應該吃幾份？雖然我在右頁提供了一些基本原則，但實際上取決於你自己。很多人，包括那些建立「食物指南金字塔」的人，都會以傳統亞洲飲食作為模型，這代表餐盤中全穀類食物應該會比較多，而蔬果類較少，另外還有少量的其他種類食物。這都沒有關係，但你也應該重視蔬果類，並納入豆類的菜餚（如果不習慣，數量不用太多，因為剛開始吃豆類很可能讓你感覺有點脹氣，你可以用全穀來填滿餐盤中的其他部分）。

如果你認為改吃較健康的食物可能是相當重大的挑戰，那請放輕鬆——我們會讓這件事變得輕而易舉，而你也會很慶幸自己開始這樣做。

你應該**每天補充綜合維他命**，任何牌子都好。綜合維他命能提供維他命B_{12}，有助於擁有健康的血液和神經。除非是早餐的麥片或豆漿等強化維他命的產品，否則植物來源的食物，所含的維他命B_{12}含量都很少。綜合維他命也提供了維他命D，維他命D一般由陽光照射皮膚所產生，但多數人因為大半時間待在室內，所以很少曬太陽。《美國醫學協會期刊》於二〇〇二年六月十六日報導，每天一顆綜合維他命對身體有幫助，我也同意這種簡單的處方。嗜吃肉的人，可能會認為自己不用綜合維他命就能獲得完全的營養，但他們往往缺乏維他命C、葉酸、胡蘿蔔素及其他營養素，強化食品可以彌補這些問題，但綜合維他命絕對是一個簡單的方式。另外，嗜吃肉的人往往也欠缺纖維質，但綜合維他命仍無法補充足夠的纖維質，當然，維他命錠也無法排除膽固醇、脂肪或其他動物製品中的不良物質。

完全轉換比少量戒除有效

戒除肉類、起司及高脂肪食物的概念，改變了北美及世界各地許多行之有年的飲食習慣。承認吧！你正打破大眾文化中食物的上癮症狀及不健康的

4種新的食物群

下面所列份數僅為建議：

食物群	每日建議份數
蔬菜	每天4份以上，1份是1杯生的或½杯煮過的蔬菜。
豆類（豆子、豌豆及扁豆）	每天3份，1份是½杯煮過的豆類、120克豆腐或天貝、或240ml豆漿。
全穀	每天8份，1份僅為½杯煮過的五穀類，例如燕麥片或義大利麵、30公克乾麥片或一片麵包。
水果	每天3份以上，1份是1小塊水果、½杯切好的水果，或是½杯煮過的水果或果汁。

注意：請每天食用綜合維他命錠，補充維他命B_{12}的來源，除非你選擇強化B_{12}的產品，例如家樂氏玉米片、19號產品、完全麥片或強化豆漿。另外，要是平常很少曬太陽，也可以藉此獲得維他命D。

習慣。我們發現長久下來，這絕對是最健康的飲食習慣，也可能是最容易遵循的方式。

二〇〇〇年，我和同事在《美國心臟學期刊》發表有史以來最能夠降低四十歲以下女性膽固醇的飲食實驗，而這種飲食只實行了五週，我們及其他研究團隊都發現這種飲食模式，有助於減重及改善糖尿病、高血壓、關節炎、消化問題及其他許多症狀。

利用「四種新的食物群」避免肉、乳製品和蛋，並把額外添加的脂肪降到最低，就能抑制渴望、變健康。

以「適量」（包括少量的肉或起司，就像常用於控制膽固醇、糖尿病、血壓的飲食一樣）為原則的飲食包含許多規則：一天不超過一百八十公克的肉類、每週只吃一顆蛋黃、來自脂肪的卡路里不能超過30%、來自飽和性脂肪的卡路里不得超過7%等等，這些規定很快就變得繁瑣極了。

更重要的是，這種飲食反而會誘惑你吃那些原本你要遠離的食物，具有宛如「開胃菜」的效果。例如，根據「所有東西只要適量都好」的理論，你可能會吃下一點起司，但那第一口釋放了令人上癮的魔力，很快你就會發現自己吃的量遠超過「適量」，最後又故態復萌了。這正是很多飲食法的施行方式：規定每天可吃幾公克的肉、三十或六十克的起司、一口巧克力、少許糖，但很快你就會覺得自己並沒有在節食，而是持續接受某種引誘。

戒菸比限制一天抽一、兩根來得容易，同理可證，完全戒吃起司、肉類及其他不健康的食物，比日復一日用少量的誘惑考驗自己的意志力要容易多了。受試者依芳說：「我發現完全不吃那些上癮的食物，比只吃一點點來的容易。對我來說，每天只吃二、三根Twizzler巧克力或二、三顆軟心豆糖是不可能做到的。」

做出重大的飲食改變，比毫無章法地稍微調整飲食更加容易（即使就短期來說也是如此）的另一個理由是：渴望會彼此加深。高脂肪的食物會讓荷爾蒙無法控制，導致對巧克力或是糖產生渴望；相同的，含糖的食物會導致血糖急速升降，造成其他渴望紛紛現身，一項食物問題就會導致另一項食物問題。

現今每一個隨手可得的誘人食物，都是飲食改變的大挑戰。一開始，你可能會覺得自己像一個想戒菸的人，而四周卻一直有人拿香菸給你，但很快這健康的飲食和生活方式會變成你的第二天性，就像我們的研究一再發現的結果一樣：飲食不只改變受試者，也影響了我們的工作人員。在我們華盛頓特區辦公室約二十名的工作人員中，大多數都了解了低脂肪、蔬食飲食的價值，而且他們也遵循這種飲食習慣，成效斐然。我最近陪一群訪客參觀我們的辦公室，他們不禁讚歎每位員工都非常健康、苗條。

只要3週就可以改變味覺

味蕾可以維持三週左右的記憶，想改變飲食習慣就可以利用這一點。

你曾從全脂牛奶改喝低脂牛奶嗎？一開始低脂牛奶似乎太稀、味道不對，但持續喝三週會發生什麼事呢？低脂牛奶的味道完全正常。若你再喝全脂牛奶，可能就會覺得味道太濃、太膩，才短短幾週，你的喜好就完全改變了！這並非說低脂牛奶是健康食物，絕不是這樣，乳製品有很多健康問題，但這種常見的例子，簡單解釋了味蕾熟悉新味道有多容易。

一旦讓「所有的飲食」都變得清淡一點，就會產生類似「牛奶從全脂改喝低脂」的經驗，但程度會深切許多。我們利用非常低脂及蔬食的飲食進行研究，在這樣的研究中，一開始某些受試者會感到有點猶豫，但在一、兩週之內，較清淡的食物嚐起來完全沒問題——往往比他們換掉的重口味食物還要美味，要是這些受試者碰巧吃到了以前所喜歡的不健康食物，他們會發現這些食物的誘惑力消失了！

下一章會運用簡單的三週飲食計畫，如此一來，你就可以自己進行。沒有所謂長久的挑戰，你只需要遵循三週的飲食習慣，讓舊有的不健康飲食習慣遠離就好了，這樣的改變是人體可以接受的最佳飲食療法。三週後，要是你喜歡這樣的感覺，你可以繼續執行。

飲食的改變可能會帶來驚人的成果，以莉莎為例，她以前對糖上癮，工作是電話接線生，而且幾乎不做運動。她的胃口在白天都受到控制，但每晚下班後，餅乾、蛋糕及糖果棒馬上就「傾巢而出」，她當時快四十歲了，也認為自己對食物的癮頭已經無藥可救了。她一天抽半包菸，而且不太願意戒掉，深怕戒菸後會復胖。但問題漸漸嚴重，她的自尊深受打擊——不願意再看鏡中的自己，健康惡化也只是早晚的問題而已。

完全不吃那些上癮的食物，比只吃一點點來的容易，以「適量」為原則的飲食包含太多規則，很快就變得繁瑣！

後來莉莎和朋友看到一則報紙廣告，刊登了我們其中的一個研究，莉莎因為抽菸問題不能參與研究，但我們給了她一些基本的飲食資訊，重點是早餐和午餐時間要確保獲得適當的營養，保持血糖穩定，這樣才能對抗晚上的渴望。

她原本的飲食缺乏豆類或蔬菜，所以她自己規劃一些簡單的新選擇，也是她想像自己能接受的東西：烤豆子、扁豆湯、黑豆加米飯拌墨西哥辣汁、菠菜沙拉、蒸甘藍菜配檸檬，此外，蘆筍也是她可接受的食物。

由於她有明顯的每日渴望循環的現象，所以我建議她嘗試打斷目前的時間安排。因此她決定早上運動，並且換成一個月的晚班，她也深入研究蔬食菜單，選出符合指導原則的簡易食譜。接著她找出當地的健康食品店，把健康食物裝滿整個櫃子，每天以健康的早餐作為開始，只吃我們推薦的良好食物群。

這股動力維持了幾週，因此瘦了好幾公斤，而這也激勵她繼續努力，之後雖然她又回到日班，但她已經下定決心不以「糖分之旅」開始一天。約莫一年之後，她減輕了二十七公斤左右，完全像換了一個人似的！

她的朋友艾蓮娜也有同樣深刻的經驗，在研究正式開始前的這段期間，她的父親因糖尿病併發症過世。這一件事讓她深受打擊，並且產生迫切的危機感，她的兩個姑姑也有這種疾病，還有很多其他的健康問題，其中一個姑姑因為腎衰竭必須洗腎。她不想要步上後塵，艾蓮娜覺得生命狠狠掐住了自己的脖子，給了她一場震撼教育。

基本上她可謂完全投身於研究中，以前她很熱衷吃肉，但現在她的目標是嘗試完全不同的飲食，她精心設計了未來一週的菜單、買了需要的食物，而且只吃這些食物。她穩定地減輕體重，大約一週〇・四五公斤或稍微多一點。最有意義的，莫過於我們在定期檢查她的血糖時，發現她早上的血糖逐漸從120mg/dl的臨界值（超過125mg/dl就可視為糖尿病了）降到完全健康的82mg/dl，這讓她開始覺得可以控制自己的飲食、體重、健康，甚至未來，而那正是她所渴望的。

最令人讚歎的是，莉莎和艾蓮娜完全不想再吃不健康的食物，她們覺得自己就是主宰。生平第一次，食物無法控制她們，即使是便利商店和超市的誘惑也拿她們沒輒。最吸引她們的食物，是那些幫助她們保持身材和健康的食物。這種現象對我們來說已是司空見慣，但每一次我們都很高興看到有人獲得全新的力量和活力。改變的過程的確需要踏進陌生領域的意願和勇氣，但新的飲食方式會以好幾倍的程度回報你。

植物可以給你最完整的營養

一旦改變飲食，特別是不吃肉和乳製品時，你很可能會擔心，要從那裡攝取蛋白質、鈣、鐵等？這其實很簡單，我們很快瀏覽一下以植物為基礎的飲食營養素：

蛋白質

蛋白質可以建立並修復身體的組織，若在高倍顯微鏡下觀察蛋白質的分子，你會發現那看起來就像一串珠子，每顆珠子都是一個胺基酸——二十個左右不同種類中的一個。這些胺基酸的排列組合會依據蛋白質在身體的作用而有所不同，也就是說，皮膚、頭髮、荷爾蒙分子或其他部分的組合順序都不一樣。

豆類、穀類及蔬果含有許多蛋白質，以及所有你需要的重要胺基酸，過去有些作家誤指素食者需要小心結合各種食物，才能獲得適當的蛋白質，例如豆類和穀類才是一種很好的組合。然而那時，我們早就已經知道，正常的飲食方式很容易就能提供充足的蛋白質，不需要刻意選擇特別的搭配。

豆類、穀類及蔬果含有許多蛋白質，以及所有你需要的重要胺基酸，不需要特別選擇搭配就可以獲取得到。

然而，要是你基於某些理由而想攝取更多蛋白質的話，豆類群中就有許多蛋白質，特別是黃豆製品如豆腐，或是小麥製品如素肉。

你並沒有非得攝取動物性蛋白質的理由，而且沒有它你會更好。如同之前討論的，富含動物性蛋白質的飲食往往會經過腎臟，使許多鈣質流失，一般相信這是骨質疏鬆症在以肉為主食的國家更普遍的原因；動物性蛋白質也會造成腎臟問題，包括腎結石等。

鈣質

綠葉蔬菜和豆類富含鈣質，卻沒有乳製品的缺點，**甘藍菜的鈣含量比牛奶略少，但這種蔬菜和絕大多數的綠葉蔬菜，在你的身體實際可使用的鈣質吸收率卻比牛奶高。**如果基於某些理由需要攝取更多鈣質，你可以在強化果汁及豆漿中找到超過你所需的鈣質量。

鐵質

微量的鐵質，是血紅素的重要成員之一，協助紅血球運送氧氣。豆類群及綠葉蔬菜中有許多健康的鐵質，而這些食物也可以給予你鈣質。人們採用均衡而且以植物為主的飲食時，很容易就可以從這些健康的來源獲得很多鐵質，同時富含維他命C的食物（例如蔬果）還會增加鐵的吸收。

不久之前，很多人還認為需要吃肉才能獲得適當的鐵質，其實我們早就清楚，從其他食物就可以輕易獲得鐵質，還不必擔心肉類的脂肪及膽固醇，而且肉類往往會破壞鐵的平衡，使身體超過負荷。

鐵質就像其他金屬一樣，一旦攝取過多，就會產生危險，很多人不知不覺就攝取過量。鐵質會促成身體製造「自由基」這種不穩定分子，而這些適應不良的分子會傷害身體的組織造成老化現象，並導致心臟疾病。

年輕女性往往因為經血流失而有鐵質不足的狀況，然而，在急著增加鐵質攝取量之前，應該先由醫師檢查身體的鐵質含量；再來，應該避免吃乳製品，因為乳製品會阻礙正常的鐵質吸收；最後，她們應該確定自己的飲食中有包含很多綠色蔬菜及豆類，很多人，甚至是年輕女性都需要補充鐵質，但是為此而吃肉絕非必要。

鋅

免疫系統和治癒傷口的能力需要靠微量的鋅來幫忙，許多身體中的生化反應也是如此，但就和鐵質一樣，攝取過多可能會有危險，干擾免疫功能，造成其他問題。健康的鋅來源包括豆類、堅果類及強化的早餐麥片，例如麥麩麥片、格蘭諾拉、葡萄堅果點心、家樂氏營養穀麥脆片。

脂肪

身體的確是需要從飲食中取得脂肪，但需要的量並不多，大約是你所攝取卡路里的3%到4%即可。多數西方人攝取量超標十倍，身體真正需要的只有兩種脂肪：「α-亞麻油酸」和「亞麻油酸」。豆類、蔬果類的脂肪並不多，但只要微量脂肪就含有較多的α-亞麻油酸，堅果、各種乾果、橄欖、酪梨及黃豆製品能提供更多脂肪。

要是需要特別富含這些脂肪的來源，亞麻油含有50%以上的α-亞麻油酸，但請適量攝取——你沒有理由一天食用一湯匙以上的亞麻油。這些植物來源提供了健康的脂肪，而且沒有魚油或其他動物製品中的汙染物，亞麻油酸可以在許多食物中找到，你絕對不會攝取不足。

重點是，你可以從蔬果、豆類及全麥飲食中獲得所有需要的脂肪，偶爾加上堅果類或其他脂肪較多的植物性食物即可。

維他命B_{12}

你需要微量的維他命B_{12}，幫助自己保有健康的血液以及神經功能。然

豆類群及綠葉蔬菜中有許多健康的鐵質，而這些食物也可以給予你鈣質，而沒有肉類的脂肪及膽固醇。

而，這種維他命並非由動物或植物製造，而是由細菌及其他單細胞的有機體產生。動物製品中包含用動物腸道細菌製造出的B_{12}，所以B_{12}會出現在肉類及動物製品中，但隨之而來的就是膽固醇、脂肪及動物性蛋白質。

如同前言，較健康的B_{12}來源包括強化麥片，例如家樂氏玉米片、19號產品或完全麥片、強化豆漿，當然還有所有一般的綜合維他命。

維他命D

維他命D實際上是一種荷爾蒙，一般由陽光照射皮膚就會產生，其中最重要的功能就是能幫助你吸收鈣質。要是你固定接受日曬，就沒有必要從飲食中補充，但萬一你曬得不夠，可以吃一顆含四百國際單位維他命D的綜合維他命。

獲得良好、完整的營養並不困難，只要從健康的蔬果、豆類及全麥類食物建立飲食習慣，並從一般來源攝取維他命B_{12}，就能達成目的。這些指導原則提供了生命中所有階段的理想營養素：兒童期、青春期、成人期，也包括懷孕期、哺乳期及老年期。若想獲得一般飲食問題的額外資訊，你可以查閱PCRM的網站：www.pcrm.org。

既然已經知道如何選擇控制渴望的菜單，讓我帶領你再往前邁進一步，下一章是一套為期三週的計畫，這套計畫可以發揮全效功能，而且再笨的人都能做到。

14

找回健康的3週飲食計畫

一旦大家遵循這些原則
即使吃到有飽足感
一天也能少吃四百卡路里

現在你已經十分了解為何以及如何打敗渴望，本章將提供一個三週的計畫讓你能盡速開始調整。這個計畫會使過去煙消雲散，讓你有個清爽的新開始，不再有惱人的飲食習慣，同時供應許多動力讓你保持決心。

我們在研究過程中開發出一些技巧。參與研究的受試者包括極欲改變飲食習慣來減輕體重、降低膽固醇或對抗其他健康問題的人，其中有些人非常積極，但有些人對改變飲食習慣則有點卻步，這個三週的努力計畫就是設計來幫助這兩種人的。

假如你急著想徹底改變，這項計畫會將你的動力化為成功之路；要是你只是想小試一下，這項計畫也適合在固定且安全的時間內稍加嘗試。「三週」的短期嘗試是計畫的重點，為的是激勵你努力步上正途，因此無論目標是吃較健康的飲食、減重、降低膽固醇，或是任何你努力想達成的飲食目標，都會很快達成，從自己身上就可以看到成果。

一旦你開始這項計畫，身體就會改變：血糖會穩定、活力會增加、控制食欲的纖體素會增加、荷爾蒙變化會穩定、味覺也會改變。在受試者減少糖、脂肪或鹽的攝取量時，我們觀察到味蕾的記憶會維持三週左右，因此，習慣它、並且喜愛清淡的新滋味大約只需要花相同的時間。

所以，快啟動三週的飲食計畫，讓自己偏好的不良食物轉換成另一套吧！味蕾會有足夠的時間捨棄舊愛，戀上新歡。

我們會一路前進，繫好安全帶，準備上路吧！

3個暖身步驟

先做以下檢查，你才能對「自己」證明飲食改變的成效：

- 在可靠的體重計上量體重，你的體重很可能會開始下降。
- 假如膽固醇、血糖或是血壓是你的問題，先要求你的醫師檢查，這些問題很可能都會改善，而你會看到自己的進步。
- 清點你現在正在吃的東西。

3天飲食記錄

以三天為單位的飲食記錄會幫助你通盤了解整體的飲食，這也是我們在研究中使用的飲食追蹤工具，做不做取決於你，但至少值得做一次，因為這記錄會「完全」顯示你正在吃的東西。

你可能會有點驚訝自己吃進這麼多卡路里、脂肪和這麼少纖維質，而這

以三天為單位的飲食記錄可以幫助你了解自己的整體飲食，進而發現問題出在哪裡。

也有助於了解長期下來飲食改善的程度。要是出現問題，這項記錄幾乎會顯示哪裡出了差錯和如何改善。

只要拿一張紙，記下吃喝的「所有東西」（不含水），三天即可。這三天應該包括兩天的平常日和週末其中一天，因為大多數人週末吃的東西和平常日會有點不同。

請利用下面的表格，你需要影印幾張就印幾張，在不同行記下每種食物、調味料或飲料。

飲食記錄

需要幾份的影本就印幾份，每一行只記下一種原料。

日期：＿＿＿＿＿＿＿＿							
時間	食物	數量	烹飪方法	地點	為何這樣選擇	之前的感覺	之後的感覺

以下為範例：吃了奶油果醬土司就用三行，每一行寫下一種食材：土司、奶油及果醬；要是吃了烤馬鈴薯配奶油、酸奶及黑胡椒，還喝了可樂，你就用五行區別餐點中的每一個項目：馬鈴薯、奶油、酸奶、黑胡椒及飲料，總之寫下除了水之外的所有飲食。

同時記下每餐之前的感覺：快樂、有壓力、沮喪、疲憊等，用完餐後做同樣的事，看看感覺是一樣、變好或變壞。接著，請在「為何這樣選擇」的欄位寫出促使你當時選擇食物的理由：飢餓、味道、同儕壓力（每個人都在吃）等等。

飲食記錄範例

以下是早上飲食記錄範例，完整記錄會包括每天的每一餐及點心。

日期：____________

時間	食物	數量	烹飪方法	地點	為何這樣選擇	之前的感覺	之後的感覺
0730	小麥土司	2片	烤	家裡	肚子餓	肚子餓、疲憊	不那麼餓
0730	奶油	2小塊	加在土司	家裡	味道	肚子餓、疲憊	不那麼餓
0730	葡萄果醬	2茶匙	加在土司	家裡	味道	肚子餓、疲憊	不那麼餓
0730	煎蛋捲	3顆蛋	煎	家裡	味道	疲憊	過飽
0730	維菲塔起司	60公克	加在煎蛋捲	家裡	味道	疲憊	過飽
0730	咖啡	1杯	濾泡	家裡	需要提神	疲憊	較清醒
0730	奶精	1茶匙	－	家裡	沖淡咖啡苦味	疲憊	較清醒
1030	巧克力片餅乾	4片	自製	辦公室	餅乾就在那裡	還好	還好
1130	巧克力片餅乾	3片	自製	辦公室	餅乾就在那裡	還好	有點噁心

寫下計畫過程中的飲食，這樣你就不會忘記，要是方便，你可以在小筆記本上記錄，然後轉換成之後的表格形式。除了你之外，沒有人會看到這種表格，所以盡量鉅細靡遺。

記錄完備之後，仔細看過一遍，然後檢示：

出現了什麼樣的模式？

哪些食物是你後悔吃的？

吃這些食物時你在哪裡？

食用前感覺如何？之後呢？

記錄告訴了你哪些事？

要是有需求的話，你還可以拿到一份自己的詳細飲食營養分析，只要確定、仔細地填入數量，利用廚具店都買的到的食物磅秤，並登入營養分析的網站即可，像是伊利諾大學食品科學及人類營養系的網站http://www.nat.uiuc.edu/mainnat.html或Dietsite.com。

這些網站的營養分析雖然準確，但你應該不要理會它們容許過多脂肪和膽固醇的營養指導原則。就一位一天消耗二千卡路里的成人來說，良好的脂肪攝取目標應該是每天約二十五到四十五公克，膽固醇攝取量理想上是零，蛋白質攝取量應該是每天大約五十公克——你必須抗拒想攝取過量蛋白質的誘惑。

三週之後，我們會再度檢驗你的飲食習慣，到那時你會對其中的差異感到訝異。

檢驗你的渴望

在最後一項預備動作中，我們還會利用一份五分鐘問卷，檢驗你渴望的強度，三週後會再重複一次，所以你可以看到是否有改變。

計畫一旦開始，身體就會改變：血糖會穩定、活力會提升、纖體素會增加、荷爾蒙變化會穩定，連味覺也會改變。

渴望問卷

評估上週某一個平常的日子裡你對這些食物的欲望，分數是從0分（毫無欲望）到7分（極為強烈的欲望），我們的目標不是把分數加起來或創造出整體的分數表。實際上，這些數字讓你能比較長期以來的渴望。再度填好這張問卷時，可以看看每個項目前、後的分數，並觀察分數如何變化。

日期：＿＿＿＿＿＿＿＿

食物種類	分數	食物種類	分數
紅肉		非巧克力的糖果	
家禽肉		水果	
魚或貝類		綠色蔬菜	
起司		其他蔬菜	
牛奶		麵包	
冰淇淋		餅乾或蛋糕	
蛋		糖	
巧克力		洋芋片	

3週計畫

現在你已經了解自己的處境。知道自己正在吃的食物、體重、渴望，或許還知道其他關於健康和攝取營養量的細節，現在該是計畫開始的時候了。

- **選擇一段三週的時間：**拿出行事曆，選擇你方便開始的日期進行改變。由於這些都是新的嘗試，所以你應該避開旅行、重大節日的時間。
  對年輕女性來說，要是從經期第一天開始，並努力將計畫從三週延長到四週，還會得到額外的好處，因為在經期初期以這種方式開始，能和緩整個經期的荷爾蒙變化，這跟從經期的中間開始相比，將會更有效率。

- **利用四種新的食物群**：在這段期間你會採用完美的飲食，只吃最好的食物，這給予味蕾學習一些新味道、遺忘舊的不良嗜好。讓我先告訴你一些基本原則，然後再來看看這些技巧如何轉化為實際的一餐。四種新的食物群包括：
    - 蔬菜：每天四份以上。
    - 豆類：每天三份。
    - 全穀：每天八小份或正常的四份。
    - 水果：每天三份以上。

在這三週期間要避免吃肉類，不論是紅肉、家禽肉及魚類、乳製品、蛋類、添加油及高脂肪食物如洋芋片、橄欖、堅果及堅果奶油、種子及酪梨。還要避開油炸食物及任何油膩或高脂肪的加料，例如乳瑪琳或一般沙拉調味料（非脂肪的調味料就沒關係）。

記住，高脂肪的食物會干擾纖體素，讓胃口一發不可收拾，刺激荷爾蒙的變化，進而導致渴望，在這三週內，完全不要碰這些食物。避免高脂肪食物的另一個理由是：減少味蕾對油膩滋味的喜好，這和從全脂牛奶換成低脂牛奶的道理一樣，只是現在你刻意讓「全部」的飲食變清淡而已。

在選擇麵包、麥片或其他穀類製品的時候，盡量選擇保留本身正常纖維的產品，例如選擇糙米而非白米，也盡量選那些低GI值的產品。這些選擇會讓血糖維持穩定，而且能抑制飢餓感。

這些都是基本的原則：利用四種新的食物群、小心選擇添加油、吃高纖維和低GI值的食物。

如此一來，你的餐盤會變的怎樣呢？你現在選擇的新食物其實和過去差異並不大：晚餐的沙拉還是一樣，只是加的是非脂肪的調味料；你的湯不會是加上油膩奶油的雞湯，而是義大利蔬菜濃湯、扁豆、乾豌豆瓣或黑豆湯。

最基本的原則就是：利用四種新的食物群、小心選擇添加油、吃高纖維和低GI值的食物。

這些食物具有豐富的營養而且令人滿足，但脂肪很低、健康的纖維質很高，GI值也低的驚人，足以對抗一再來襲的飢餓感。

別吃紅蕃椒加肉，選擇紅蕃椒加豆類或大塊蔬菜吧！或許也可選擇秋季燉時蔬、豆類及營養的穀類。淋在麵上的是大蒜蕃茄醬、春天蔬菜醬或蕩婦辣味義大利麵醬，而不是肉醬。

現在，由於你吃的食物本身就是低卡食物，因此你應該稍微增加份量，這樣才能維持飽足感到下一餐。在一項新的研究中，我們發現一旦大家遵循這些原則，即使吃到有飽足感，整體卡路里的攝取量也會明顯減少，一天大概少四百卡路里。這是因為高纖食物很容易帶來飽足感，而且一旦避開肉類、起司及油膩食物，飲食中就很少有脂肪，卡路里也會隨之急遽下降。

你可能會說這種改變超過需要，就像是你可能會覺得征服你的不過是巧克力或餅乾而已，不必去擔心肉類、起司或其他被我們排除的東西。但我會鼓勵你還是遵循這些指導原則，因為壞習慣會彼此強化。如同第九章提到的，一位年輕女性吃肉、起司、奶油或其他高脂肪的食物，結果血液中的雌激素太快上升，導致月底時雌激素急遽下降，增加經期最後一週對巧克力及甜食的渴望。類似的現象也出現在含糖食物中，早上吃含糖食物會刺激當天之後的渴望。因此，我們的工作就是讓你洗心革面，一次消除「所有」壞習慣是最好的作法。

- **不要刻意限制卡路里：**我們不限制飲食的份量是有理由的，你可以盡情地吃，只要吃的食物符合這些原則即可。如果很堅持計算卡路里，就利用10原則，確保卡路里不會減少太多，只要把理想體重乘以十（編註：這裡指的是磅數乘以十），你就會知道每天需要的卡路里數目，但這是最低的數目。要是食物攝取量適當，並特別強調低脂食物，你的纖體素系統就可以良好地運作，飢餓感也會有所限制。

一旦大家遵循這些原則，即使吃到有飽足感為止，卡路里的攝取量也會明顯減少，一天大概少四百卡路里。

- **吃綜合維他命**：任何一種品牌都可以，綜合維他命會提供你很重要的維他命B_{12}，萬一你擔心在飲食轉換過程中喪失某些營養，綜合維他命也會讓你高枕無憂。
- **百分之百執行**：勇敢抗拒會讓你偏離那些食物的誘惑，讓自己體驗人類最完美飲食的感覺。

  誠如受試者瑪莉・安所言，完全捨棄誘人食物比嘗試把這些食物限制在「可控制」的數量容易，以少量不健康的食物誘惑自己，會導致「必然的剝奪感，因為你必須限制很多東西。」

  依芳也十分同意：「我發現完全不吃那些上癮的食物，比吃一點點來得容易。對我來說，每天只吃二、三根Twizzler巧克力或二、三顆軟心豆糖是做不到的。此外，這對我幫助很大，讓我找到立即可吃的替代品。」

規劃你的美味新菜單

先選出一些早餐菜單，在一張紙寫下對健康早餐的概念，這樣的早餐必須遵循上面的指導原則，而且還要能吸引你持續吃。

你可以在本書的食譜單元找到很多建議：傳統的燕麥片配上肉桂和葡萄乾、半顆甜瓜、一整條全穀土司、墨西哥玉米煎餅、什錦豆腐等等，健康的選擇其實很多。

每次早餐請記得兩件事：

首先，選擇高纖食品。例如傳統燕麥片營養豐富，讓你有飽足感；緩慢釋放型的糖分也會給予你活力，幫助控制食欲。

第二，要納入富含蛋白質的食物，例如肉類的替代品，像素食香腸；或在歐洲、拉丁美洲特別普遍的豆類菜餚，例如適合做午餐沙拉的雞豆，但你會發現若早餐時開始食用，就能提供一天所需的活力，而且沒有來自蛋類、培根或其他傳統早餐的脂肪及膽固醇。

適當的早餐是關鍵，所以請寫下你對早餐的想法，這些想法會變成購物清單。

- **現在規劃未來三週的菜單**：了解自己要吃的食物會防止飢餓，並幫助你不會因為櫃子空無一物，就立刻到便利商店或速食餐廳買東西。
  你午餐吃什麼？晚餐呢？寫下會吸引你的選擇，仔細翻閱本書提供的菜單和食譜以備參考。法式洋蔥湯或扁豆湯如何？或是簡易燉菜、俄羅斯磨菇麵、炒蔬菜或美洲南瓜及草本烤餡餅？設計的清單要實際可行並顧及你會去的地點，例如你家的緯度可能比工作地點的緯度高，你想帶一些剩菜存放在辦公室的冰箱裡嗎（編註：緯度高低影響食物保鮮時間，如果存放太多天的量可能不適合）？或許三明治或一壺較健康的湯會比轉角的速食餐廳理想？不要限制卡路里，也不要省略任何一餐。
- **準備你的點心**：開始囤積水果，或許可以在冰箱放一碗切好的甜瓜。肚子餓時，蔬食湯、胡蘿蔔條、米餅、果乾及其他許多簡單的點心能拯救你。你可以在下一章及食譜單元找到其他許多健康的點心概念。
- **開始購物**：在儲藏室囤積需要的食物，我們的目標是確定健康的食物絕對不會吃完，這樣一來，在週末煮額外的食物時也不必擔心，所以在平常日就要準備好。
  要是你還沒有這樣做，就去健康食品店看一看，選些陌生的食物挑戰一下，嘗試市面上肉類、起司和牛奶的替代品是很值得的。可以試試其他國家的各式食品，例如綠花椰菜菜肉飯、鷹嘴豆芝麻沙拉醬或黎巴嫩沙拉，這些食物現在都已經包裝好躺在商品架上，等著讓你方便快速料理。
  你也可以走到雜貨店中被你忽略的商品區，農產品區常會堆著肉類的替代品豆漿，以及其他健康產品，還有你可能熟悉、也可能陌生的外國蔬果。你或許會在「健康」或「食物療法」的走道找到有趣的產品，也看看放著

在一張紙寫下對健康早餐的概念：第一，選擇高纖食品；第二，納入富含蛋白質的食物。

許多各種彩色乾豆的架子吧！也可以到圖書館或書店，選一些列在第214頁上推薦食物的食譜。

- **規劃你要去的餐廳**：思考一下享用午餐或晚餐的地方，我們在下一章會讀到，民族料理餐廳提供了許多選擇，只要你能說服廚師的用油量即可。
- **拋棄惱人的食物**：要是冰箱裡有違禁品，對你來說就不只是誘惑而已，請把這些食物丟掉或是送給鄰居、流浪漢之家。如果還沒有這麼做，那就表示你還沒有準備好要改變。

  要是配偶或另一半不願意見到不健康的食物離開廚房，那麼你應該要鼓勵他們，而且態度要堅定。已故的班傑明・史波克醫學博士曾開玩笑地提到發生在他身上的事：他決定吃素的時候已經八十歲了，每當他感到猶豫的時刻，妻子瑪莉會幫忙支持他的決心——丟掉他買的不健康食物。他偶爾會買一些昂貴的起司，忍不住想偷吃時，卻發現都不見了。

  他問：「瑪莉，我冰箱裡不是放了一些起司嗎？」

  瑪莉會這樣回答：「沒錯，親愛的，我丟掉了。我太愛你了，所以我沒辦法忍受那樣的食物放在那裡。」
- **小心脆弱的時刻**：一旦你開始後，再看一次三天飲食記錄。什麼時候問題最容易浮現？那時你人在哪裡？若你每天下午整理家務時會想狂吃巧克力，答案可能很簡單：不要挨餓、調整用餐時間、不要在家，規劃去不可能吃東西的地方。
- **規劃運動**：固定運動的價值，在於重新設定自然的晝夜規律並壓制渴望。做運動的頻率比種類重要——把運動納入固定的每週行程中，利用第一百二十八至一百二十九頁的指導原則，記在行事曆中。要是可以，就請其他人作伴，幫助你持續運動。
- **檢查體重**：一週量一次體重是很好的選擇，如果每週體重下降〇・四五公斤，成果就和我們的研究參與者一樣。
- **維持在軌道上**：以下是我們幫助受試者每天維持在軌道上的簡易清單，在計畫期間把清單影印下來，並且每日使用。

每日食物清單

這份指南會提供一千五百左右的卡路里，請列印下來並每天使用，你會在其中找到方法調整、滿足本身體力需要的卡路里攝取量。

若這些框框都核對完，你還是感到飢餓，再從蔬菜或豆類去增加額外的份量；另一方面，萬一這對你來說份量太多，就先去掉甜食，然後去掉一、二份穀類，要注意的是，你不應該減掉太多卡路里，大多數人每天卡路里攝取量不應該低於一千二百卡。

食物群	份量建議
穀類 〔1份相當80卡路里〕 8份中的6份應該是來自全穀，例如小麥麵包、糙米、全麥義大利麵、麥麩麥片、燕麥片等。 	**每天8份：**8份聽起來很多，但1杯燕麥片當早餐，1個三明治加2片麵包當午餐，1½杯義大利麵配上1片麵包組合成1碗麵，就可以滿足了你8份的目標。 ・1份是½杯煮過的穀類，例如燕麥片或義大利麵；米飯除外，1份米是⅓杯；30公克的乾麥片（通常是¾到1杯）是1份。 ・1片麵包或半塊中東圓麵餅麵包或1塊西班牙蛋餅是1份。大多數的貝果是「4」份。 在這裡核對你的份數：
豆類 〔1份相當100卡路里〕 每天至少1杯豆子。 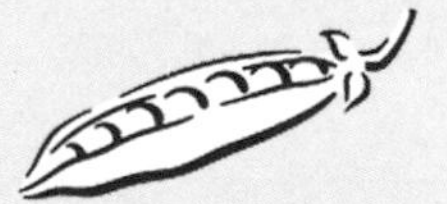	**每天3份。** ・1份是½杯煮過的豆子、豌豆或扁豆、½杯低脂豆醬、1杯低脂豆漿或30公克素肉。 在這裡核對你的份數：

食物群	份量建議
蔬菜類 〔1份相當35~50卡路里〕 至少其中1份是生菜，例如沙拉或胡蘿蔔條。 	**每天4份**。 ・這代表½杯煮過的蔬菜或1杯生菜。只要蔬菜沒有加上含脂肪的調味料或醬料，你就可以全部用蔬菜取代。 ・至少其中1份應該是含有鈣質的綠葉蔬菜，例如甘藍菜或羽衣甘藍。 在這裡核對你的份數：
水果類 〔1份相當80卡路里〕 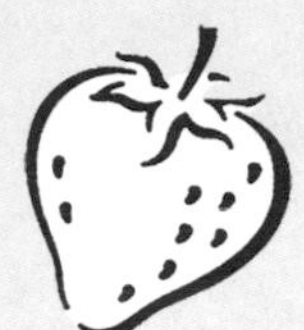	**每天3份**：找低卡路里、高營養的各種水果，例如草莓、奇異果、芒果、藍莓、桃子、李子、柳橙、葡萄柚及覆盆子。 ・1份是½杯切好的水果或1小份小果。 ・許多水果體型很大，所以1份通常代表半顆蘋果或半根香蕉。 在這裡核對你的份數：
甜食 〔非必要，1份甜食含有1公克以下的脂肪，相當於100卡路里〕 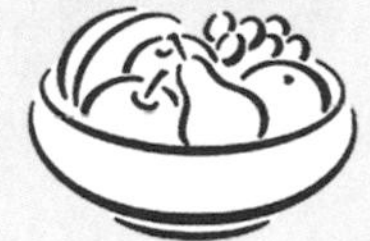	**每天甜食不要超過1份**：你的甜食應該不含脂肪。想吃甜食時可試試水果。其他低脂的選擇包括1碗加糖的穀類麥片，配上低脂豆漿、製作豆漿/水果果昔，或在水中煎煮香蕉或蘋果，配上少許肉桂或糖。 在這裡核對你的份數：

3週後的驚人效果

一旦達到三週的目標，身體就會有生理上的改變，血糖和荷爾蒙會比較穩定，對纖體素和胰島素的敏感度也必然會有所改善，現在該是看看成果的時候了。

- **進行另一次三天的飲食記錄**：這樣就可以了解飲食習慣改善的程度，如果你在網路上分析紀錄，很可能會發現飲食中脂肪的數量，特別是飽和脂肪已經大幅下降；膽固醇攝取量也是一樣。保護性的營養，像是維他命C、β-胡蘿蔔素及葉酸數量很可能一飛沖天，而這都有賴那些你每天核對的蔬果及豆類。長期下來，你剛體驗過的飲食模式會改善免疫力，幫助你瘦下來，並降低許多健康問題的風險。
- **檢驗你的渴望**：這是酸性測試，重新填寫第一百七十頁的問卷，看看你的渴望是否確實減少。在我們的研究中，絕大部分的人對肉、起司、巧克力、糖、餅乾及洋芋片的欲望都大幅減少，並且開始喜歡上一般母親希望孩子們多吃的蔬果。
- **檢驗你的健康**：如果你還沒做的話，現在正是適合站上體重計的時候，看看體重是否往適當的方向發展，要是你在開始前檢查過膽固醇、血壓或血糖，那就準備再檢查一遍，三週還無法看到飲食改變的完整成效，卻足以發覺顯著的開始。

如果喜歡，你可以無限期持續你的健康新菜單，這絕對是一條最好的路。如果你剛好吃到一點曾以為自己喜愛但不那麼健康的食物，你很可能會覺得這些食物和全脂牛奶一樣，不再那麼有魅力了。萬一你偏離軌道，你可以依照需要來利用這種三週計畫，這會讓你以最健康的飲食重回軌道，並幫助你把那些惱人的食物拋諸腦後。

15

享受新美食超Easy

我們不必屈就不健康的餐點
選擇一直都在
只要你知道正確的方向就好

將料埋的命運交付在餐廳的服務生或廚師之手，有時要堅持健康的菜單並不容易，在速食餐廳，挑戰尤其艱鉅。但我們的目標不只是應付問題，而是就算在餐廳吃飯也能是新健康生活型態的享受。本章教你如何選擇餐廳以及點菜；在通勤途中或奔波過程，我們會示範如何在速食及飛機餐中健康吃飯，最後會檢視如何打包健康的零食，供工作或旅行時來上一口。

選擇異國風味餐館

講到餐廳，重點就是選擇。

對新手來說，以國際觀的角度去思考會有所幫助，異國風味餐廳往往比較容易會有完整的健康菜單選擇：

- **義大利餐廳**的特色料理是義大利蔬菜濃湯、義大利麵及豆子湯、淋在麵上的大蒜蕃茄醬或蕩婦辣味義大利麵醬、香蒜醬類菜餚及嫩煎蔬菜配大蒜。
- **中國餐廳**有「蔬菜」類的完整菜單，但主菜類實際上是由豆腐、甘藍菜、菠菜、青豆及其他原料製成，而且通常由蒸、炒的方式調理。菜單也包括許多湯類，各種麵食及米食。
- **墨西哥餐廳**供應豆類墨西哥玉米煎餅，這種煎餅要是不加豬油和起司，通常脂肪都很低，而且不含膽固醇，可以加上莎莎醬，並用米飯當配料。

  無論社區多小，幾乎每個社區都可以發現義大利、中國和墨西哥餐廳的蹤跡。中型和大型城市還會有更多選擇：
- **日本餐廳**供應味噌湯、沙拉、開胃菜和蔬菜壽司，這些食物通常脂肪很低而且味道清爽。
- **越南和泰國餐廳**供應乾麵，通常會拌入蔬菜和清淡的醬汁，還有豆腐和許多湯類及沙拉可選擇。
- **印度餐廳**一定會有很多蔬食的選擇，這些食物都很美味，湯和開胃菜也都是如此，例如印度菜餃，但要確定服務生要求廚師不要加太多油，並去掉乳製原料。
- **古巴料理**較簡單，提供了黑豆、莎莎醬、沙拉和大蕉。
- **衣索比亞**的某些宗教團體會在一年的特定日子裡吃素，因此衣索比亞餐廳會看準商機，想辦法把簡單的雞豆、乾豌豆瓣、扁豆、青豆及胡椒變成美味的香料料理，而且餐具用的是又薄又軟的麵包，而非一般刀具。
- **美式餐廳**，甚至是牛排館，現在的特色是增設沙拉吧和素食者希望的蔬食菜單。

在城市中，你可以從多元的異國風味餐廳中做選擇，這些餐館往往比較容易有完整的健康菜單可以挑選。

速食餐廳的美味餐點

威廉・卡斯特力（William Castelli）醫學博士，是知名「佛明罕心臟疾病研究」計畫前任主任，他曾經開玩笑說：「一旦你看到麥當勞的金黃色拱門，八成就已經在通往天堂之門的路上了。」沒錯，速食餐廳以高脂肪食物和超大杯汽水聞名。儘管如此，想要在速食的世界中存活下來還是有可能的，你甚至還可以活得很好。

要是想吃低脂肪而且完全素食的起司，Taco Bell提供了豆類墨西哥玉米煎餅，你還可以盡情添加墨西哥辣椒。

在歐洲，蔬食漢堡幾乎隨處可見，但是在北美地區則比較晚出現。多年以來，漢堡王只提供不含肉的三明治，這樣的三明治就是由華堡的素食加料組成；一直到二〇〇二年，漢堡王的素食堡才問世了（編註：臺灣漢堡王沒有素食堡），這種漢堡比其他三明治少了許多脂肪，和華堡及魚排堡相比，也少了十公克脂肪；其他不錯的選擇是潛艇堡的素食蔬菜堡、溫蒂漢堡（臺灣溫蒂漢堡已逝）的田園野菜圓麵餅，但要注意提醒工作人員控制調味料，如果你想的話，配上烤馬鈴薯也不錯。

大多數的家庭式餐廳，例如丹尼餐廳（Denny's）或鮑伯依凡斯（Bob Evans）都提供了許多蔬菜當配菜，這些配菜構成營養豐富的一餐，而丹尼餐廳還提供了素食漢堡。

飛機旅客的健康點心

很多航空公司已經取消了飛行途中的餐點，甚至點心也沒了。由於班機難免會遇上延誤的情形，很多旅客可能早在抵達目的地前就已經飢腸轆轆，尤其是帶小孩一起旅行的家庭，更是特別容易感受到飢餓之苦，為了預防萬一，以下提供一些健康旅行點心的祕訣：

- **飛行之前先購物**：你可以在健康食品店找到仿肉類且不易腐壞的熟食切片，做成三明治放在隨身行李可以保存一段時間。特製的豆漿和米漿不需冷藏，而且對腸胃敏感的人也比較容易消化。選包鷹嘴豆芝麻沙拉醬和圓麵餅（不用壓扁，它已經是扁的），作為簡便的飛行點心也很合適。
- **容易包裝的點心**：香蕉雖然很健康而且隨手可得，但不適合放在行李箱底部。除此之外，還有那些意想不到的美味點心可以攜帶呢？

  1.蜜餞、杏仁條、香蕉條：包裝好的蜜餞在每個機場的書報攤都有。綜合堅果也是，這又是另一項好選擇。

  2.橘子：小巧又美味，而且攜帶方便。

  3.特製的蘋果醬：很方便食用。

  4.小胡蘿蔔：包裝方便又健康。

  5.米餅：和羽毛一樣輕，攜帶無負擔。

  6.各式速食湯杯：雖然需要熱水，但有許多選擇──扁豆、乾豌豆瓣和黑豆湯或素食紅蕃椒。也可以帶一罐易開罐式的雞豆。

假如你帶小孩一起旅行

- **瓶裝水是飛行時最好的飲料**：別喝太多添加咖啡因的可樂和含糖飲料，這些飲料會讓小孩子坐不住。
- **不要喝牛奶**：牛奶會導致鼻塞和耳朵問題，餵母乳的母親也應該避免喝牛奶和含咖啡因的飲料，因為這些飲料會導致嬰兒腹部絞痛。
- **可以選擇花生醬和果醬類**：這裡面還有很多蛋白質，而全麥麵包會讓這類食物成為富含纖維質的三明治。

準備一些素肉三明治，再搭配盒裝豆漿或是米漿，就是相當不錯的簡便飛機餐了。

更多健康的點心

即使沒有困在機場，你還是會希望身邊有些健康的點心。我的朋友艾琳喜歡口感脆脆的食物，所以總是把熱爆米花杯放在手邊，她在上面加各種調味料，而這是完全健康的點心，一杯只有三十卡路里和〇・三公克的脂肪。你也可能會想嚐嚐蝴蝶脆餅或巧克力冰凍果了露。

你也許認同喜好會隨著時間而變動，好幾年前，我第一次吃到米餅時，立刻拿去餵一群鴨子，認為鴨子會比我喜歡吃。但不知為何我漸漸愛上這種食物，甚至還不加鹽或沾糖。檢視下列食物，看看那些會吸引你：

- **新鮮水果：**香蕉、蘋果、梨子、柳丁、葡萄等。
- **切好的水果：**購買的時候，就可以請店家把甜瓜切成一口的大小，或者你可以自己準備。把水果放在冰箱，當渴望出現時就可以食用。
- **果乾：**木瓜、蘋果、葡萄乾、梅乾。
- **巧克力冰凍果子露：**健康食品店及許多一般商店都可買到。
- **蝴蝶脆餅。**
- **米餅：**尋找簡單、原味的種類。你很快就會明白你不需要加糖等配料。
- **氣熱式爆米花：**加上大蒜鹽、混合調味料或營養酵母。
- **無脂肪餅乾加上果醬。**
- **小胡蘿蔔。**
- **烤甘薯。**
- **熱湯：**義大利蔬菜濃湯、乾豌豆瓣、扁豆。

近幾十年來生活步調改變很快，我們的腳步比以前更急促，而餐廳和速食餐飲幾乎取代了家常料理。但正如我們所見，那不代表我們必須屈就不健康的餐點，選擇一直都在，只要你知道正確的方向就好。

PART 4

44道甩油菜單
這樣吃一定瘦

Menus and Recipes

現在你已經很了解需要健康飲食的原因，以及如何達成目標的方法。現在該是自己動手做的時候了。這些菜單和烹飪資訊很棒，是由史蒂班妮克（Joanne Stepaniak）理科碩士撰寫而成。史蒂班妮克是來自賓州匹茲堡成功的廚師、作家和教育者。你或許讀過她先前的著作《完美寶貝健康蔬》（Raising Vegetarian）、《無起司烹飪書》（Uncheese Cookbook）及《素食食品》（Vegan Vittles）等書。

你會發現，這些食譜都可以快速完成，所使用的食材既美味又十分健康，而且大多是你所熟悉的材料。

我們還會告訴你一些健康的替代品，一旦你的理智開始搖擺，想要品嚐多脂的巧克力，或者滑潤的起司時，你將會有較健康的新選擇。接著我們還會告訴你一些言充滿新奇的的食物，因為也許你從沒嚐過芝麻醬或甜醋。

你會找到一整個禮拜可以抵抗渴望的菜單，並且還有更多美味的選擇，從湯類、沙拉，甚至於美妙的甜點，應有盡有。每道食譜還會提供豐富的營養資訊。

如果你想知道更多關於食譜的想法，請參閱史蒂班妮克或我先前的著作。網路上現在有很多人跟你在做一樣的事。請參考我們美國責任醫療醫師委員會的網站：www.pcrm.org。你也可以上其他提供低脂、素食營養食物的網站，例如www.vrg.org、www.vegsource.com、www.vegetariantimes.com、www.vegtv.com或www.vegan.com。

16

選擇更健康的替代品

本章會告訴你，要減少不太健康的食物脂肪和其他不良成分，還可以獲得甜食、巧克力、起司和肉類菜餚相似的味道的好辦法。

在糖盒子外思考

目前只有果糖這種糖精，被證實比一般的調味糖的升糖指數低。果糖取自水果的糖分，和呈粒狀的白糖極為近似，但味道更為濃郁，所以你只需要使用較少的份量就能得到和一般調味糖類似的甜度。果糖對血糖的影響小很多，你可以用果糖取代糖，在烘焙、烹飪及冷熱飲中全方位使用它。以下還有其他你可以用來取代一般調味糖的糖精。這些糖精的升糖指數還未確定，然而其中幾種卻比調味糖更有風味，所以這些糖精能讓你以較少的糖量，達到同樣的美味效果。即使如此，大部分糖精本身還是糖，我介紹這些糖精並非要你愛上它們，而是告訴你想要極力擺脫嗜糖習慣時可以暫時使用的一些替代方案。若你認為完全不用任何一種糖比較簡單，不妨就跳過這項列表。

大麥芽糖漿

黑色、濃稠、味道大膽的大麥芽糖漿，不像糖蜜那麼濃烈，也沒有蜂蜜那樣甜。大麥芽糖漿是南瓜、南瓜麵包、麥麩鬆餅、裸麥製品，或是黑麥麵包的最佳拍檔。你可以將它淋在甘薯上，也可以搭配冷凍香蕉及非乳製品的香草牛奶作成南瓜「奶」昔。

糙米糖漿

糙米糖漿是傳統的亞洲糖精，也是最溫和的液態糖精。可以取代蜂蜜，用於烹飪及烘焙、增添冷熱飲及麥片甜度，或是塗在新鮮麵包上。

濃縮果汁糖漿

果汁糖漿來自於具有纖維質的果汁，而且大部分的水分已經蒸發。果汁糖漿打開後必須冷藏保存。

棗椰糖

棗椰糖並不是一般概念中的糖，而是磨碎、瀝乾的棗椰。棗椰糖的甜度約是白色調味糖的三分之二，如果有特殊需要，還可以磨碎或混成更細緻的糖。棗椰富含纖維質和各種維他命及礦物質，在烘焙蛋糕、鬆餅及快發麵包時可拿來代替糖，比例一樣即可。棗椰糖也能代替紅糖，撒在派和水果脆餅上。切記不要用棗椰糖增加飲料的糖分，因為小的棗椰塊並不會溶解。

濃縮蔗糖汁

濃縮蔗糖汁指的是蒸餾後萃取出，再自然乾燥、結晶而成的甘蔗汁液。其製作過程不摻化學物質，需要的步驟比白蔗糖、黑紅糖及紅蔗糖少，所以保存甘蔗的天然甜味、色澤及營養。一般來說，在製作濃縮蔗糖汁時會以石灰（磷酸鈣）作為分離新鮮榨取的甘蔗汁雜質催化劑。濃縮蔗糖汁細緻、金黃色的結晶略帶著糖蜜的味道，非常容易溶解，此外，其味道與細緻的質地都與白調味糖非常接近。

冷凍濃縮果汁

冷凍濃縮果汁就是經過提煉除去纖維質，及約含三分之二水量的果汁，和水攪拌就可以變成果汁。不過，如果要拿來當作糖精使用，就不必特別加水。冷凍濃縮果汁需要一直冷藏來保存。

楓糖漿

這種深受大家喜愛的糖精，主要的成分是蔗糖——含有數種微量的礦物質，加上大量鈣質和鐵質的單糖。楓糖漿往往價格昂貴，因為需要一百一十三．五五公升至一百五十一．四公升的樹汁才能製造出三．七八五公升的糖漿。楓糖漿必須冷藏以防止昆蟲的覬覦及發霉。

楓糖

楓糖是脫水後成為結晶的楓糖漿。楓糖具有甘美的楓樹味道，可以在所有的食譜中取代糖，而且使用比例一樣。

糖蜜

糖蜜是指蔗糖提煉過程中移除糖的結晶後所留下的深色濃稠糖漿。這可能是唯一具有真正營養價值的天然糖精，除了富含鐵質、維他命B_6，依據種類的不同，還可能含有鈣質及鉀。其中，以黑糖蜜的鈣質含量最豐富，但因為它不是很甜，加上那濃烈的氣味和深褐的顏色，所以不適合用在大部分的料理中。

糖蜜一般可用於製作黑裸麥麵包、黑麵包、甘薯菜餚以及濃烈的烤肉醬。巴貝多糖蜜是黑糖蜜的近親，但顏色和味道較淡。將糖蜜放在密封的容器中，儲存於室溫之下是較好的保存方法。

高粱糖漿

甜的高粱糖漿是從蜀黍類的植物莖部提煉出來，從殖民時代開始就在美國製造，在東南方的州特別受歡迎。高粱糖漿在較涼爽的季節可以儲存於室溫之下，在溫暖的季節最好改用冷藏以防止昆蟲入侵及發霉。

甜菊葉

在最濃縮的天然糖精中，甜菊取自巴拉圭產的一種草本植物。幾個世紀以來，甜菊葉一直用來增加食物及飲料甜度，而且是治療糖尿病及高血壓的民俗藥方。有時甜菊葉還可以磨成綠色粉末；另外甜菊葉的活性增甜成分「配糖」有時也會被分離出來，並以白色粉末或清澈液體的方式販賣。

要特別注意的是，用以上形式使用甜菊已經不具有葉子的原有優點，不過它仍是優良的糖精（比糖甜二百到三百倍），不含卡路里，也不會提高血糖指數。

甜菊的甜度極高，具有輕微的草本植物餘味和黑甘草的味道，適合增添冷熱飲的甜度。和糖相比，甜菊的甜度高很多，在烘焙食物及點心中用它來取代糖可能會很冒險，必須先反覆試驗。若你已經準備好要嘗試了，以下是一些普遍原則：

- 先以非常少的份量開始。試著用四分之一茶匙的甜菊液取代一杯白調味糖。一次加一滴，同時一邊嚐味道，直到甜度適合你為止。你可以利用量匙或滴管，一定要小心計算，太多甜菊反而會讓食物變苦。
- 假如你一定得使用一些糖作為主要成分、創造口感或增添氣味，試試遵循以上的指導原則，用甜菊取代一半的糖吧！
- 甜菊是補充水果天然甜味的良好選擇，尤其可加入柑橘類水果、檸檬汁、水果茶、水果沙拉、果昔及果泥之中。

美國食品及藥物管理局已經批准甜菊為營養補充品，而不是作為糖精，原因是安全資料不足。甜菊一般都在天然食品商店販售，也可以上網購買。雖然甜菊的價格比較貴，但是只要用一點就夠了。

黑紅糖

黑紅糖是特定品牌——Sucanat原色甘蔗汁的商標名稱，經過脫水然後磨成白糖般細粒的黑紅糖，其深琥珀的色澤近似紅糖，並且帶有溫和的糖蜜味。相較於調味糖，黑紅糖含有約88%的蔗糖（單糖），而調味糖99%是蔗糖。你可以用黑紅糖取代白調味糖，用於烘焙、烹飪及冷熱飲中，比例和白調味糖一樣，可全方位使用。

紅蔗糖

紅蔗糖是小顆粒狀的蔗糖，經過蒸氣清潔，沒有漂白，並且透過活性碳過濾。紅蔗糖的粗糙結晶保留了15%的天然糖蜜，略帶淡焦糖色及輕微的糖蜜味。紅蔗糖和精煉白調味糖一樣，含有99%的蔗糖。

查查當地的天然食品商店，找尋這些或其他商用糖精。試看看那種味道你會喜歡。在大量採購前，你可以不同種類的糖精都少量購買一些，並嘗試加入不同的食譜中。以下是利用替代液態糖精的訣竅：

- 以液態糖精取代白糖，減少其他食譜中液態原料的總數量：每使用一杯液態糖精就減少四分之一杯的液態原料。
- 將已經結晶的液態糖精重新液化：罐子放在裝熱水的各式大容器中，隔水加熱幾分鐘即可。
- 為了準確計算液態糖精的甜度，並且避免糖精黏在測量工具上，可以先在量杯或量匙上抹一點油。

一杯白糖份量的甜度可用以下的糖精取代，但最好還是自己試驗一下。

- **大麥芽糖漿**：1~1⅓杯
- **糙米糖漿**：1~1⅓杯
- **棗椰糖**：1杯
- **濃縮蔗糖汁**：1杯
- **果糖**：½杯
- **楓糖漿**：½~¾杯
- **糖蜜**：½杯
- **高粱糖漿**：½杯
- **黑紅糖**：1杯
- **紅蔗糖**：1杯

取得巧克力的味道

擺脫巧克力最簡單的方式之一就是改用可可粉。從巧克力汁中將大多數的可可油分離，就可以獲得可可粉，這個過程會讓可可粉不像巧克力那樣容易發胖。

神奇可可（Wondercocoa，由Wonderslim製造）是真正的可可，其脂肪含量比其他常見品牌都還要來得低。此外，這種可可還利用天然過程過濾出咖啡因，因此不含咖啡因。你在超市和天然食品店都能找到它，而且你可以用在任何需要可可的食譜上。

荷蘭可可利用強鹼減少可可的天然酸性，這讓可可的顏色變得較深、味道較溫和。由於荷蘭可可較偏鹼性，因此會改變食譜中的化學性質，和天然可可對小蘇打或發粉的反應不同。因此，假如某種食譜指定需要可可，就用天然的可可；在沒有發酵物的食譜中，天然可可就可以和荷蘭可可互換。

增甜的混合可可飲料中一般都有糖、固態牛奶及其他添加香料，而你可能會希望尋找純粹、未加糖的可可，這種可可有時會被稱為「麵包師的可可」。這種可可粉會為烘焙的食物和飲料增添深沉的巧克力味；因為味道濃烈，所以很適合用於布朗尼、餅乾和某些巧克力蛋糕中。天然可可和小蘇打結合時會產生發酵現象，麵糊才會在烤箱裡膨脹升高。你可以試著在鬆餅食譜添加可可粉，或加入豆漿、米漿中，另外再加少許糖；若是熱愛濃稠、豐富巧克力的愛好者，就能作即食巧克力布丁頁248或終極軟糖布朗尼。讓我們準備嚐嚐這些非常特別的食物吧！

假如你的目標是避免偏頭痛，可以試試角豆粉，而不用巧克力或可可（編註：對某些容易偏頭痛的人而言，高可可成分的食物會促使症狀發生）。角豆粉是由熱帶的洋槐樹豆莢瀝乾、磨碎所製成，烤過的角豆粉具有濃厚的巧克力味，常於食譜中用來代替可可粉，使用比例相同即可。不過，角豆粉的脂肪並不低，所以從巧克力換成角豆並不能縮小你的腰圍。

角豆多少比可可還甜，所以你可能不需要使用那麼多。本書使用角豆的食譜只需要未加糖的烤角豆粉，你在天然食品店及一些超市就能買到。角豆粉可保存在密封的容器中，儲存於室溫之下，但要注意避免高溫及潮濕。

天然食品店有巧克力雪酪、低脂豆腐凍及其他巧克力味的冷凍食品及冰淇淋替代品，這些食物能讓你避開一些脂肪和卡路里。其中，很多產品有濃厚、和軟糖一般的味道，嚐起來很美味，但沒有一般冰淇淋的脂肪。

起司的美味替代品

起司是卡路里、脂肪及膽固醇的來源，人們很難打敗這個強敵。一塊塊的起司在各地雜貨店的商用秤重計上顯得頗有份量；不幸的是，浴室的體重計也顯示出同樣的傾向。幸好，擺脫起司很容易，不論在體重計、膽固醇數值，以及每天感覺的成效也可能很顯著。以下是一些簡單的廚房技巧，可以幫你輕而易舉地取得起司的味道：

- **不含乳製品的大豆起司**：現在到處都可以買的到，不過一定要讀包裝上的標籤：大多數類似起司的食品用蔬菜油取代動物油脂，對我們很有幫助；但是，許多食品卻包含取自牛奶的酪蛋白（可能是起司讓人上癮的成分之一）；有些則使用了氫化植物油——這跟會促成膽固醇問題的動物性脂肪一樣糟糕。
- **酪梨**：這種水果可以取代起司在三明治、沙拉或墨西哥食物中形成的滑順「口感」。酪梨的飽和脂肪含量比起司低很多，它的脂肪大多是不飽和的，所以比較不容易提高你的膽固醇或造成心臟問題。雖然酪梨中的脂肪「種類」比起司中的好得多，但整體「含量」仍然很高，半顆酪梨的脂肪量就高達到十五公克。因此，雖然酪梨對你的卡路里數值沒有傷害，但固定吃還是可能會增加你的腰圍。
- **營養酵母**：是用途多元的加料，添加在義大利麵醬、燉菜、砂鍋菜甚至是披薩，就可以擁有起司般的風味。營養酵母是非活性酵母，和你用來烤麵包使用的酵母不同，並不具有任何發酵力。營養酵母的價值，最主要是在它美味的「起司」味及高營養含量。和某些調味料混合時，營養酵母也能製造出家禽肉般的味道。一湯匙半約十六公克的營養酵母只有四十七卡路里，卻含有八公克蛋白質，而且脂肪只有〇・八公克。

  純營養酵母（Red Star Vegetarian Support Formula，紅星牌素食補充配方）是天然食品店纖維食品區中最常找到的。一份紅星牌素食補充配方玉米片，約一湯匙半到兩湯匙包含了補充一天所需的維他命B_{12}。不過，有些包裝好的營養酵母品牌則添加了乳漿——起司加工的副產品。想找沒有任何添加物的營養酵母品牌，可以在你的天然食品店買卡爾（Kal）國內（非進口）營養酵母，這是重新包裝的紅星牌素食補充配方。

不要將營養酵母與啤酒酵母混淆，啤酒酵母是啤酒產業的副產品，味道很苦。營養酵母可能是薄片狀，也可能是粉末狀，但你可能會覺得薄片狀用途較廣，而且較美味。

美味無起司料理

- 製作美味的通心麵起司味醬，加在喜愛的義大利麵上。
- 自己動手做快速簡便的義式白醬。
- 請你的家人吃美味勝烤起司三明治頁228。
- 自己動手做健康切達起司醬汁加上Chick Cheeze，用於三明治、湯或墨西哥及義大利菜餚中。
- 在義大利麵或烤馬鈴薯上添加絕佳的茄子美洲胡桃香蒜醬。
- 在超市或天然食品店的乳製品區尋找素食的帕梅善起司替代品，以大豆為主的起司替代品在味道、質地及香味方面都極近似乳製的帕梅善起司，在任何食譜中都可以加以代替，而且比例一樣。
- 許多食譜只要省略起司就會很好。蔬菜千層麵沒有起司也很好吃，披薩也可以使用額外的醬料和蔬菜。
- 將芝麻醬或腰果醬攪拌進湯、醬料或沾醬裡，增加濃厚的口感及乳脂般的質地。
- 用糊狀、離心水封的豆腐，混合一點檸檬汁，也可以取代義大利鄉村軟酪或鄉村起司。
- 在砂鍋菜及義大利麵加上磨碎堅果或種子，取代起司。
- 增加少量清淡的味噌或醬油，可以提升素食起司的鹹度，並增加濃厚、陳年的味道。

究竟要選擇那種食譜最適合做無起司的料理呢？其實最簡單的方式就是

避開「味道取決於起司」的菜單，舉例而言，墨西哥起司薄餅要是去掉起司，可能味道盡失。與其試著找食物代替，何不選蔬菜辣椒玉米捲餅？

沒有肉的肉味

一想到不吃肉，大家第一個問題通常是：「我要如何獲取蛋白質？」事實上，絕大多數植物性食物都會提供充足的蛋白質，蔬菜和穀類也包括在內。豆類、素肉、天貝、豆腐及組織化植物性蛋白質都富含蛋白質，只要你的烹飪方法正確，絕對也會很美味，並能隨時在許多傳統食譜中取代肉類。這些食物非常適合各種菜餚和飲食風格；豆腐、組織化植物性蛋白質、天貝及素肉都有吸收味道及調味料的特性；豆類會增加咬勁與口感，而彩虹般的顏色也能點綴菜餚。若你還不習慣這些驚人的食物，不妨試試本書的食譜，或在你習慣的料理中利用這些食物來取代肉。等著迎接驚喜吧！

除了這些神奇的食物外，你可能也會發現，當地的超市或自然食品店裡，新的產品選擇不斷增加；除了素食漢堡及豆腐熱狗，所有你能想像到的東西，從素雞塊到素豬絞肉，從不含肉的義大利辣味香腸、蒜味香腸到火雞肉甚至肉乾，應有盡有。當你不想煮飯時，這些食物不但隨手可用，同時也是加入砂鍋菜的方便食材；若想儲存「緊急」午餐及晚餐，它們也能隨時派上用場……無論你的渴望是什麼，都有美味的選擇滿足你的需求。

豆類

從很久以前開始，各式各樣的豆類就一直是世界各文化成長、精華的一部分。豆類富含蛋白質、複合碳水化合物及可溶性纖維，而且不論是新鮮、乾燥、罐裝、冷凍或自製的豆類，都不會失去任何有用的纖維，因為從農田到市場再到你的餐桌上，豆類本質上都是未加工的。

要是豆類讓你有點脹氣，以下是一些解決的祕方：

- 少量豆類就很足夠。假如你用同樣份量的豆類取代牛排，最好記得：用較少的份量就可以獲得很多的蛋白質和良好的整體營養。你可以用穀類和蔬菜補充豆類不足的地方。
- 將乾燥的豆類浸水一晚或至少八小時，烹煮時要記得換乾淨的水，如此一來，豆類裡不易消化的糖分會被過濾到浸泡的水中，一併沖洗掉。
- 煮豆類的時間要夠長。熱度有助分解豆類的纖維和複糖，使其更好消化。
- 用藜煮豆類。藜是一種有刺激性的野生草本植物，一般使用於墨西哥及加勒比海的料理中。藜是一種祛風藥，也就是說，它能分解豆類中某些複糖，有助於減少脹氣。
- 昆布可加入浸豆類或煮豆類的水中，這會讓豆類更容易消化。
- 罐裝豆類也需要沖洗。這樣可以洗去多餘的鈉，並沖掉飽吸複糖的豆汁。

豆腐

豆腐有時也可稱為大豆凝乳。這是一種柔軟、像起司般的食物，是新鮮熱豆漿凝結後的製品。傳統上，用來製作豆腐的媒介稱為「鹽滷」，這是海水或硫酸鈣這種天然形成的礦物質中的複合物；凝乳也可以由酸性食物，例如檸檬汁或醋製造出來，最後，凝乳會被壓成固態的塊狀物——豆腐。

豆腐富含高品質的蛋白質，同時也是維他命B群及鐵質的良好來源。用來製造豆腐的凝結媒介稱為鈣鹽，這是鈣質絕佳的來源。一般而言，豆腐愈柔軟，脂肪含量就愈低。豆腐鈉的含量也很低，所以這是必須吃低鈉食物人士的完美選擇。

在料理中，豆腐具有神奇的能力，可以吸附任何增添的香料：把豆腐捏碎放入一鍋紅蕃椒中，豆腐就會吸收所有濃厚、辛辣的味道；把豆腐和可可及糖精一起攪拌，豆腐就會變成巧克力布丁；板豆腐切塊後，可以加入任何砂鍋菜、湯或燉菜中，增加像肉一樣的質感；將豆腐與果昔攪拌，就可以做出濃厚且多乳脂的奶昔；或把豆腐和調味料一起磨成糊狀，就可以做出不含蛋的蛋沙拉等等。

只有你的想像力和創意會限制豆腐的可能性，否則它的變化無窮無盡。

- **一般板豆腐**：在炒菜、湯、烤肉架上，或任何你希望豆腐形狀不變的菜餚中，這種豆腐都能保持完好。板豆腐也稱為「中式豆腐」或「離心水封豆腐」（water-packed tofu）。
- **一般嫩豆腐**：適合用於需要混合豆腐的菜單或是亞洲風格的菜餚中。
- **絹豆腐**：製作過程稍有不同，會製作出多乳脂、蛋塔般的產品。絹豆腐適合用於製成漿狀或混合的食物中，例如果昔、布丁及濃湯。絹豆腐硬度不同，從軟到硬都有，它也被稱為「日式豆腐」。

保存豆腐時要注意：除非是無菌包裝，否則豆腐都應該要冷藏保存。而且就像任何容易腐壞的食物一樣，購買前要記得檢查包裝上的食用期限。

一旦打開包裝，豆腐就必須用水沖洗，剩下未用的豆腐要用乾淨的水覆蓋儲存。每天更換水以保持水質乾淨，並且於一週內食用完畢。

豆腐冷凍起來可以保存約五個月。解凍後的豆腐有一種怡人的焦糖色澤及較硬的質地，不但會吸收滷汁，並且非常適合拿來烤食。

素肉

素肉是一種低脂、高蛋白質、質地紮實的食物，由小麥麵筋所製成。小麥麵筋是小麥麵粉的蛋白質萃取物：先將麵粉與水混合成像麵團的濃稠度，再用流動的水沖洗麵糰，去掉大多數的澱粉以及麥麩，剩下的就是紮實、高蛋白的小麥麵筋了，最後再放到含有醬油及海中蔬菜「昆布」的湯中細火慢燉就大功告成啦！做好的成品可以用於砂鍋菜、燉菜、炒菜、三明治、捲餅或任何你之前使用肉的料理中。

就營養而言，素肉是一種高品質的蛋白質，提供了維他命B群及鐵質，而且不含飽和脂肪或膽固醇。作為肉的替代品，素肉用途多元、營養而且美味。以下是幾種你可以於餐點中使用素肉的方式：

- 在營養的燉菜、紅蕃椒、烤肉串及墨西哥捲中，將素肉切小塊當作雞肉或牛肉的替代品。

- 將素肉切塊，和你喜歡的蔬菜一起炒，然後加在糙米或義大利麵上。
- 用橄欖油煎素肉切片。再把切片放在裸麥或黑麵包中做成三明治，最後搭配一點芥末、萵苣、蕃茄、洋蔥及醃黃瓜。
- 製作素肉「魯賓三明治」。將素肉切薄片，並一層層放在營養的深色的黑麵包中，加上瀝乾的涼拌捲心菜及不含脂肪的千島醬。如果你想的話，可以用少許油烤過，並加上蕃茄沙拉及醃黃瓜。
- 將素肉切小塊加進你喜歡的砂鍋菜中。

天貝

天貝是一種人工培育的豆類或穀類的餅狀食物，幾世紀以來，一直是印尼的主食。烹煮穀類並去殼，再發酵十八到二十四小時後，就可以製作出天貝。就像其他發酵食品一樣，這種發酵期賦予天貝芳香及美味。

天貝和肉類一樣具有高品質的蛋白質，但又沒有肉類的缺點。就像其他植物性蛋白質一樣，天貝不含膽固醇，飽和脂肪也比動物性蛋白質少很多。一份九十公克的天貝包含了七公克的膳食纖維；此外，製作天貝的發酵過程，也會分解豆類中某些人無法消化的寡糖。

食用天貝的另一項好處，就是大豆中包含了大量的「大豆異黃酮」這種植物雌激素，有助於減少某些癌症的罹患率，也能幫助減少某些女性的月經或更年期症狀。

新鮮的天貝有堅硬的質地以及芳香——如香菇般的香味。天貝表面上偶爾會出現黑色小點，這些小點並不一定代表食物腐壞，而是天貝這種人工培育食品的生命循環。如果把天貝放在包裝中冷凍，可以保存約一年；一旦解凍，只能在冰箱中保存約七天。大多數天貝的包裝都會蓋上「販售於」或「應食用於……之前」的日期。

假如包裝並沒有說明天貝「完全煮熟，隨時可食」，在吃之前你就需要蒸、嫩煎或烘烤約二十分鐘，或者確定食譜註明料理天貝需要多久的時間（編註：在臺灣，天貝較不容易買到，可試著在專賣印尼食品的專門店找找看）。

組織化植物性蛋白質（TVP）

TVP是一種取代牛絞肉的好產品，由大豆萃油後剩下的大豆粉製作，歷經加壓烹煮並瀝乾而成。

當TVP儲存於密封容器，並放置在涼爽、乾燥的地方時，通常可以保存很久，而且它還是經濟實惠的蛋白質絕佳來源。TVP和肉不一樣，其中包含了膳食纖維，而且不含膽固醇。TVP也會增加飲食中的鈣及鎂，有些品牌還加強了維他命含量，包括維他命B_{12}。

TVP是一種健康的省時食品。要是你趕時間，你可以利用TVP取代牛絞肉，在十五分鐘之內吃一些炸玉米餅或炒牛肉醬。TVP也很適合露營，因為這非常輕便，只要少許開水就能變成一餐。一旦TVP重新加水，就很容易腐壞，所以一定要儲存於冰箱中，並於有效期間內食用完畢。

TVP有各種形狀和大小，所以你需要加多少水讓它恢復原形，大致上是取決於你使用的種類。小細粒或小塊狀的TVP最容易加水恢復原形：只要直接加在湯、醬汁、紅蕃椒或燉菜中即可；也可以在八分之七杯的開水或蔬菜湯倒一杯乾的TVP，讓它煮五到十分鐘。要是你趕時間的話，不妨增加一點蕃茄醬、檸檬汁、醋或其他酸性原料，這會有助於TVP重新水化；利用少量的水將TVP重新水化會創造出較堅硬、乾燥一點的質地。除此之外，你也可以將TVP部分重新水化，加進任何你正在煮的有湯汁的食物裡，有助於TVP吸收湯汁，以及菜餚的香氣。TVP在義大利麵醬和燉菜中會保持它的質地，假如你預期會留一些剩菜的話，這是特別好的選擇。

17

多嘗試不一樣的食材

以下材料會用在本書某些食譜中，你可挑部分原料變成廚房的必需品，你也能在第十六章健康的替代品中找到其他原料的介紹。

甜醋

甜醋有著深褐的顏色，並且有細緻的味道和微妙的甜味。甜醋是由甜美的翠比安諾葡萄製成，在木桶存放至少十年後，才能呈現出這種深色和刺激的氣味。甜醋可在超市、義大利雜貨店及美食與特產店購得。

糙米醋

這種琥珀色且味道精緻的醋是用發酵的糙米或未精煉的米酒製造而成，可以在天然食品店與一些超市購得；請注意大多數雜貨店賣的「調味」米醋，這些米醋一般都添加糖。若儲存於室溫下，糙米醋可永久保存。

味噌

味噌是加了鹽、味道濃厚的發酵大豆糊，通常包含米、大麥、其他穀類或豆類。有些特製味噌是由雞豆、扁豆、紅豆或其他豆類製造，不一定是用大豆製造。

味噌主要作為調味料，從深色、味道濃烈的，到清淡、滑順、味道精緻的，應有盡有。最好的種類就是在天然食品店冷藏區中可以找到的，因為這些味噌還有活性酵素。將味噌放在密封的容器中儲存於冰箱可以保存好幾個月到一年，記得檢查容器中「應食用於……之前」的日期。

杏仁醬

杏仁醬和花生醬類似，是由壓成糊狀的生杏仁或烤杏仁製造而成。天然食品店即可購得。

芝麻醬

芝麻醬是滑順、含乳脂、深棕色的糊狀物，由精細研磨的生或烤芝麻製作而成。這是許多中東食譜中的必要原料，可以賦予醬汁、調味料美妙的質地及堅果般的味道。芝麻醬可能很濃稠，就像花生醬一樣，也可能很稀或水分較多，這都取決於品牌。就像其他未經精煉的堅果及各式乾果醬料一樣，芝麻醬必須儲存於冰箱中以免腐壞，同時避免油脂分離。但就算油脂真的分離，只要攪拌一下就可以了。

塔馬里（Tamari）醬油（無麩質醬油）

天然發酵的好醬油一般就稱為「塔馬里」，可於天然食品店及一些超市買到。你在標籤上會看到塔馬里醬油只有含大豆、鹽、水，有時候還會加上小麥。減少鈉的好醬油也可以買到，如果你對酵母或發酵食品過敏，就找Bragg Liquid Aminos，這是一種營養豐富、美味的大豆製品，並沒有經過發酵過程，你可以用它代替塔馬里醬油，兩者使用比例一致。

烤芝麻油

從烤芝麻萃取而出，具有甘美、極度濃縮的芝麻味。只要與少許塔馬里醬油混合在一起，撒幾滴在煮過的穀類、豆類、義大利麵或蔬菜上會特別美味。別用它來煎、炸——烤芝麻油很容易燒起來；芝麻油打開後須冷藏。

竹芋

由竹芋植物製作而成的天然芶芡粉。

18

擺脫飲食誘惑的一週菜單

	早　餐	午　餐	晚　餐
Day 1	・柳橙汁 ・素食香腸肉餅 ・慢鍋全麥粥 ・莓果	・蕃茄湯 ・勝烤起司三明治 頁228 ・香蕉點心蛋糕加奶油軟糖霜	・俄羅斯酸奶素肉及蘑菇 ・糙米義大利麵 ・芝麻花椰菜 ・巧克力糖
Day 2	・美味燻豆腐 ・瑞士麥果泥 ・新鮮水果	・炒牛肉醬 ・全麥（小圓）麵包 ・芹菜及胡蘿蔔條 ・蘋果	・紅豆墨西哥玉米煎餅 頁227 ・拌沙拉加無脂肪醋沙拉醬 ・糙米 ・巧克力義大利冰
Day 3	・柳橙汁 ・素食香腸肉餅 ・楓糖胡桃燕麥捲 頁207 ・香蕉切片	・黃乾豌豆瓣湯配「法蘭克福香腸」 ・全麥麵包（捲） ・拌沙拉加無脂肪醋沙拉醬 ・胡蘿蔔與芹菜條 ・桃子	・通心粉起司味醬 ・大蒜甘藍 ・終極軟糖布朗尼

	早　餐	午　餐	晚　餐
Day 4	・新鮮水果 ・黑豆早餐墨西哥玉米煎餅 ・萵苣及蕃茄配菜	・無蛋的蛋沙拉三明治醬 ・全麥麵包（捲） ・甜菜切片 ・香蕉	・西部篷車燉菜 ・蔬菜和大蒜 ・熱角豆可可 頁249
Day 5	・半顆葡萄柚 ・早餐炒什錦 ・全麥土司配任何口味的水果果醬	・素食漢堡 ・嫩煎蘑菇 ・全麥小圓麵包 ・佐料（蕃茄醬、芥末、洋蔥、無蛋美乃滋調味料 頁226） ・萵苣 ・蕃茄切片 ・英式薯條	・中式炒菜配雞豆 ・糙米 ・草莓 ・巧克力冰沙
Day 6	・慢鍋全麥粥 ・半顆葡萄柚 ・熱角豆可可 頁249	・無雞肉的雞肉沙拉 ・混合沙拉蔬菜 ・蕃茄切丁 ・糙米餅 ・杏仁西點 頁251	・蜜利紅蕃椒 ・糙米 ・大蒜甘藍 ・熱軟糖蛋糕
Day 7	・柳橙汁 ・素食加拿大培根 ・肉桂葡萄乾燕麥片 頁205 ・香蕉	・神奇墨西哥玉米薄餅 ・混合蔬菜沙拉 ・糙米 ・蘋果	・紅蕃椒豆類通心粉 ・蒸甘藍 ・即食巧克力布丁 頁248

19

最重要的早餐

準備早餐應該快速、簡單。就像我們在第六章讀到的，你必須確定菜單中納入了許多纖維質，以保有度過一天的持續力，而這就代表你應該吃傳統燕麥片（未加工、保留完整燕麥形狀的燕麥片）、早餐吃的墨西哥玉米煎餅、麥麩麥片或是新鮮水果。你也應該以健康、高蛋白質的食物開始每一天，例如素食「香腸」、素食「培根」、豆腐炒什錦，甚至是小份量的豆類或雞豆。

你可以試試看某些品牌的早餐肉類替代品，尤其是益福素食料理（YvesVeggie Cuisine，包含義大利辣味香腸、培根、素食熱狗、波隆納香腸、熟食切片、漢堡）及清淡生活（Lightlife，包括瘦辣味腸、豆腐熱狗、香味素肉、熟食切片）。

高纖食品就無須太過花俏，打開一盒燕麥片或是麥麩麥片，然後撒在豆奶上，就大功告成了。假如你想「兼具」快速以及創意，不妨可以嘗試以下選擇：

- 肉桂葡萄乾燕麥片 頁205
- 早餐糙米 頁206
- 熱的全麥加棗椰
- 慢鍋全麥粥
- 瑞士麥果泥
- 早餐炒什錦
- 神奇果昔 頁212
- 香蕉或芒果拉西 頁213

- 柳橙鳳梨果汁飲料 頁214
- 雙莓果果昔
- 全麥貝果加香蕉絲慕昔（smoosh）

重新加熱昨天剩下的湯和燉菜，也可以煮出快速而營養的早餐。試試加上豆類和全麥，讓早餐更營養，保持你一整天精力充沛。在某些文化中，兒童和成人每天一開始會吃糙米加蔬菜、豆類配米飯，或墨西哥薄餅和豆類，因為這些食物具有持續力，能補充我們活動到下一餐時所需的精力。一大碗糙米和一份煮過的豆類的確是讓人精力充沛的組合，特別是迎接在你眼前的是必須加倍勤奮或吃力的一天時；只要你一覺得會耗費龐大體力，就試試以下持續力強的早餐：

- 黑豆早餐墨西哥玉米煎餅
- 蜜利紅蕃椒
- 紅扁豆湯
- 黃乾豌豆瓣湯配「法蘭克福香腸」 頁218
- 天貝油炸玉蜀黍餅
- 紅豆墨西哥玉米煎餅 頁227
- 神奇墨西哥玉米薄餅
- 起司味甘藍玉米餅 頁245

以下是一些無須料理的備用選擇：

- 麥麩麥片加上新鮮水果及強化香草豆漿或米漿。
- 糙米餅加上一湯匙的堅果或是種子醬，以及一湯匙以水果增甜的果醬。
- 混合新鮮水果沙拉上面加上剁碎的生胡桃。

橙味玉米鬆餅

只要一點甜味，這些不含糖的鬆餅就是受歡迎的早餐選擇。

◎材料（12個）

硬的絹豆腐1杯、柳橙汁1½杯、有機菜籽油或紅花籽油1湯匙、全麥麵粉1杯、黃燕麥片⅔杯、柳橙皮1茶匙（可不加）、發粉2湯匙、小蘇打粉1茶匙、鹽½茶匙

◎作法

❶將絹豆腐壓碎，柳橙皮磨碎，烤箱預熱到攝氏180度。

❷在12個鬆餅杯上噴上不黏的噴霧烤盤油，然後放在一邊。

❸在攪拌機中混合豆腐、果汁及油，做出滑順、牛奶般的乳液狀。

❹剩下的原料放在1個大碗中，接著用乾的打蛋器攪拌，直到充分混合均勻為止。

❺將作法❸的成品倒進作法❹的原料中，攪拌至均勻。完成後的麵糊會很黏稠。

❻立刻舀取這些麵糊放進準備好的鬆餅杯中，每個鬆餅杯使用的份量要一致。

❼烤20~25分鐘後，在鬆餅烤盤上輕輕鬆開鬆餅，並加以轉動。上面加上1塊乾淨的廚房餐巾，並放著等5分鐘，這讓鬆餅不會變成堅硬的餅皮。把鬆餅換到冷卻網架上，讓鬆餅熱熱的或在室溫下上桌。

◎營養成分（1份）

卡路里	蛋白質	碳水化合物	脂肪	鈉	膽固醇	纖維質
98大卡	5公克	15公克	3公克	284毫克	0毫克	2公克

肉桂葡萄乾燕麥片

早上吃營養、傳統的燕麥片會讓你到午餐時都有飽足感。葡萄乾會增加一點自然的甜味，但卻不添加糖分，如果不喜歡也可以用果醬代替。

◎材料（4份）

水4杯、傳統燕麥片2杯、葡萄乾½杯、肉桂½茶匙、鹽¼茶匙、米漿（可不加）

◎作法

❶在平底深鍋中混合所有原料。將原料煮開，轉小火烹煮，偶爾攪拌，約煮10分鐘，或煮到你希望的稠稀度。

❷原味或加上米漿。

◎變化

- 若要製作肉桂杏仁燕麥片，可以用½杯壓碎的乾杏仁取代葡萄乾。
- 若要製作肉桂蘋果燕麥片，將水減少到3¼杯，並用1顆蘋果取代葡萄乾。蘋果必須削皮並切成幾塊。烹飪方法如上。
- 可以省略葡萄乾。並在每份燕麥片上加上約1湯匙以水果增甜的果醬或果凍。

◎營養成分（1份）

卡路里	蛋白質	碳水化合物	脂肪	鈉	膽固醇	纖維質
205大卡	6公克	42公克	3公克	156毫克	0毫克	5公克

早餐糙米

糙米可以製作出美味、溫暖的早餐，你需要先將米浸泡整晚，以大幅減少烹飪時間。趁糙米蒸煮時你還可以打包午餐、洗個澡或看份報紙。

◎材料（4份）

糙米1杯、水2杯、鹽¼茶匙（可不加）、成熟的香蕉1片、新鮮水果或莓果1杯、胡桃¼杯、生葵花籽或南瓜籽¼杯、強化香草豆漿或米漿或大豆優格（可不加）

◎作法

❶新鮮水果和胡桃剁碎備用；把米放在金屬濾網中，邊用水沖洗，邊用手指攪拌。

❷把米和水一起放在大的平底深鍋中，加蓋浸泡8~22小時，防止水分蒸發，浸泡完成後移至爐上煮。

❸煮滾後將火轉至最小，蓋上鍋蓋，燜煮約20~30分鐘，直到米變軟或水完全吸收為止，如果要加鹽可以這時加入。假如時間允許，把鍋子從爐上拿下來放著不掀蓋，等5~10分鐘。

❹每1份上面加一些水果、堅果以及乾果。原味或加上香草豆漿、米漿，或是1份大豆優格。

◎營養成分（½份）

卡路里	蛋白質	碳水化合物	脂肪	鈉	膽固醇	纖維質
315大卡	8公克	50公克	11公克	156毫克	0毫克	4公克

楓糖胡桃燕麥捲

在這份酥脆、令人滿足的麥片，加上很多剁碎的新鮮水果或莓果，或加入原味豆漿、香草豆漿或米漿享用吧！本食譜可大量製作，放在密封的罐子或容器中，就能在冰箱中保存很久。

◎材料（20份=10杯）

傳統燕麥片6杯、大麥或糙米麵粉1杯、胡桃1杯、生葵花籽1杯、鹽½茶匙、冷凍濃縮蘋果汁1杯、純楓糖½杯、有機菜籽油2湯匙、水2湯匙、香草萃取物2茶匙、葡萄乾1杯

◎作法

❶蘋果汁解凍不稀釋，胡桃切好，烤箱預熱到攝氏160度。

❷在大碗中混合燕麥、麵粉、胡桃、葵花籽和鹽。

❸在另一個碗攪拌濃縮果汁、楓糖、油、水及香草。淋在❷乾的原料上，充分混合，直到濕度平均為止。

❹將混合物分在兩個大鍋子裡，鋪成2.5公分厚，烤50~60分鐘，直到變成淡棕色。

❺每15分鐘攪拌一次，然後在重新放進烤箱之前，把混合物重新鋪成2.5公分厚。

❻燕麥捲烤熟後從烤箱拿出，趁燕麥捲還熱的時候放進葡萄乾攪拌。熱麥片的蒸氣會幫助葡萄乾膨脹。

❼等食物完全冷卻後，放在密封的容器，保存於冰箱中。

◎祕訣

・用你喜歡的乾燥水果剁碎後取代葡萄乾或額外添加風味。好的選擇包括乾杏仁、棗椰、梅子、梨子、蘋果及無花果。嘗試混合各種水果，或每一次使用這份食譜時都換不同的水果。

◎營養成分（1份）

卡路里	蛋白質	碳水化合物	脂肪	鈉	膽固醇	纖維質
277大卡	7公克	42公克	11公克	65毫克	0毫克	4公克

美洲南瓜麵包

這種受歡迎的快速麵包可以作為早餐、點心，甚至是飯後甜點。這種麵包含有較多的水分，嘗起來不只令人感到飽足而且又不至於過甜。

◎材料（1條：可切成12片）

全麥麵粉2杯、發粉2茶匙、小蘇打粉1茶匙、肉桂½茶匙、丁香¼茶匙、美洲南瓜（小南瓜）1½杯（2顆）、不加糖的蘋果醬½杯、濃縮蘋果汁¼杯、純楓糖¼杯、有機菜籽油或是紅花籽油1湯匙、香草萃取物1茶匙、胡桃½杯

◎作法

❶南瓜切絲，蘋果汁解凍不稀釋，丁香、胡桃磨碎備用。

❷將烤箱預熱到攝氏180度。在22公分×11公分大小的麵包烤盤上噴上不黏的噴霧烤盤油，然後放在一邊。

❸在大的攪拌碗裡放麵粉、發粉、小蘇打粉、肉桂及丁香，並利用乾的金屬攪拌器攪拌在一起。

❹將除了胡桃外，剩下的原料放在另一個碗，一起攪拌，直到充分混合為止。

❺將濕潤的原料❹倒進乾的原料❸中仔細攪拌，一直到兩者充分混合拌勻為止。

❻放進胡桃攪拌，直到胡桃平均分散為止。

❼舀取麵糊放進準備好的土司烤盤中。在烤箱的中央烤架上烘烤50~55分鐘，或直到蛋糕測試棒插進中心測試沒問題為止。將麵包拿出放在冷卻架上，等麵包完全冷卻再切片或儲存。

❽將冷卻的麵包包緊。這可以放在室溫下保存3天，放在冰箱裡則可以保存7天。

◎營養成分（1片）

卡路里	蛋白質	碳水化合物	脂肪	鈉	膽固醇	纖維質
135大卡	4公克	21公克	5公克	173毫克	0毫克	3公克

驚人法國土司

這份美味、不加蛋及乳製品的法國土司，可以加上新鮮水果切塊、蘋果醬或以水果增甜的果醬增添風味，嚐起來完全不遜於傳統的法國吐司。

◎材料（6片）

全麥麵粉¼杯、營養酵母片1茶匙、鹽¼湯匙、肉桂和肉豆蔻籽少許、強化香草豆漿或米漿、全麥麵包6片

◎作法

❶在中型碗中加入麵粉、營養酵母、鹽、肉桂及肉豆蔻籽，然後以乾的攪拌器攪拌，直到充分混合為止。

❷將豆漿倒進麵粉混合物中大力攪拌，直到充分混合。接著，將完成的麵糊放置一旁10分鐘。

❸在不沾平底煎鍋或淺鍋上油，然後以中大火加熱。

❹再度攪拌麵糊。將麵包切片一片片沾麵糊，確定每片都完全浸潤。再放到熱鍋中煎3~5分鐘，或直到底部有點呈棕色為止。

❺翻面煎另一面，直到變金黃色。煎下一塊麵包前，先在平底淺鍋稍微上油以防止下一片麵包沾鍋。

◎營養成分（1片）

卡路里	蛋白質	碳水化合物	脂肪	鈉	膽固醇	纖維質
122大卡	7公克	26公克	2公克	290毫克	0毫克	4公克

柳橙燕麥煎餅

這些清淡而鬆軟的煎餅具有細緻的柳橙味道，淋上一些蘋果、楓糖的混合加料更能彰顯其風味。

◎材料（16份）

全麥麵粉1⅓杯、傳統燕麥片⅔杯、發粉2茶匙、小蘇打粉½茶匙、強化豆漿或米漿1杯、未增甜的蘋果醬¼杯、冷凍柳橙濃縮果汁3杯

◎作法

❶柳橙汁解凍不稀釋。在中型碗中混合麵粉、燕麥、發粉及小蘇打粉。

❷在另一個碗攪拌豆奶、蘋果醬及濃縮果汁。倒進乾的原料❶，並用木湯匙拌勻，麵糊有點粗糙的感覺才是對的，不必過度攪拌。

❸在大的不沾平底淺鍋上油，以中大火加熱。再舀取麵糊放進熱鍋內，每塊煎餅使用2湯匙的份量。煎到底部變棕色為止，如果必要的話可以調整火的大小。

❹翻面煎第二面，只要等到變成金黃色即可。在煎下一塊前，要在平底淺鍋稍微上油以防止沾鍋。

◎營養成分（1份）

卡路里	蛋白質	碳水化合物	脂肪	鈉	膽固醇	纖維質
58大卡	2公克	11公克	<1公克	92毫克	0毫克	2公克

燉梅子

梅子可以熟食也可以冷食，不加料或加上原味豆漿、米漿或大豆優格。燉梅子也可以成為原味熱燕麥片或第209頁「驚人法國土司」美味的加料。

◎材料（3份）

去核梅子2杯、水2杯

◎作法

❶在中型平底深鍋混合梅子和水並煮滾，再以小火慢燉至梅子變軟，約需20分鐘。

❷將剩餘部分儲存於冰箱中。可溫溫或冷卻後吃。

◎營養成分（½份）

卡路里	蛋白質	碳水化合物	脂肪	鈉	膽固醇	纖維質
135大卡	2公克	36公克	<1公克	5毫克	0毫克	4公克

神奇果昔

冷凍水果會讓果昔特別濃稠有乳脂感。

若不愛冰的冷飲，就改用新鮮水果，利用當季的果汁和水果試看看。

◎材料（2份）

香蕉1根、未增甜的果汁（任何一種，依據你的選擇）1½杯、新鮮或冷凍水果或莓果½杯、原味大豆優格（香草或水果口味的大豆優格，可不加）1杯

◎作法

❶將香蕉以及其他新鮮水果切成塊狀。

❷在攪拌器中結合所有原料，直到原料變得非常滑順、呈乳狀為止。請立刻食用。

◎祕訣

- 在冰箱放一些成熟的香蕉，你就可以一直製作出快速的早餐果昔。只要把香蕉去皮、放在塑膠袋後儲存於冰箱即可。香蕉可以放好幾個星期，依冰箱溫度而定。
- 若要讓你的果昔特別有乳脂感，並增添健康的蛋白質，攪拌前可以試著添加一點粉狀的豆奶或蛋白質粉末。

◎營養成分（1份）

卡路里	蛋白質	碳水化合物	脂肪	鈉	膽固醇	纖維質
211大卡	3公克	52公克	2公克	18毫克	0毫克	4公克

新鮮水果盤

這種美味的食物混合了燉水果、新鮮水果及乾燥水果，讓每一天早晨都

變的甜美又特別。只要在每一份水果盤上面都加上一點米漿、大豆優格、磨細的生堅果、各式乾果，或是少許乾燥、未增甜的椰子粉，就是真正的美味享受！

◎材料（2~4份）

史密斯青蘋果1顆、梨子1顆、水1杯、葡萄乾¼杯、肉桂½茶匙

◎作法

❶將青蘋果及梨子都去皮並切塊，葡萄乾切碎備用。

❷在中型平底深鍋中混合這些原料煮開。

❸細火慢燉、偶爾攪拌，直到水果變軟但尚未呈糊狀。趁熱、溫溫的或冷卻後吃都可以。

◎祕訣

・假如水果盤太甜，就添加2~3湯匙的新鮮檸檬汁平衡味道。

・可用剁碎的棗椰、無花果代替葡萄乾。

◎營養成分（½份）

卡路里	蛋白質	碳水化合物	脂肪	鈉	膽固醇	纖維質
76大卡	<1公克	20公克	<1公克	2毫克	0毫克	3公克

香蕉或芒果拉西

拉西（Lassi）是一種來自印度的甜辣飲料，傳統上是以優格所製成的，也有人稱為印度酸奶昔。

不含乳製品的拉西很美味，也是很棒的早餐或點心。

◎材料（2½份）

強化原味或香草豆漿或米漿2杯、冷凍或新鮮的香蕉1根、棗椰3顆、小豆蔻1茶匙、黑胡椒¼茶匙

◎作法

❶將香蕉去皮且切成塊，棗椰去核並且剁碎。

❷在攪拌機中混合所有原料，直到成品滑順、如牛奶般。冰冰的吃。

◎祕訣

・拉西最好冷凍後吃。假如豆奶和水果很冰，你就可以立刻吃。假如它們溫度和室溫一樣，吃之前放在冰箱冷凍至少30分鐘後，味道最好。

・可以用成熟的小芒果代替香蕉。

◎營養成分（¾份）

卡路里	蛋白質	碳水化合物	脂肪	鈉	膽固醇	纖維質
130大卡	5公克	23公克	3公克	20毫克	0毫克	4公克

柳橙鳳梨果汁飲料

◎材料（5杯）

絹豆腐1½杯（約360公克）、中型香蕉1根、冷凍無糖柳橙鳳梨果汁2杯、冷凍無糖壓碎鳳梨罐頭1罐（240公克）

◎作法

❶絹豆腐壓碎，香蕉切塊。

❷在攪拌機中混合所有原料，直到成品滑順、如牛奶般。立即食用。冰冰的吃。

◎營養成分（1杯）

卡路里	蛋白質	碳水化合物	脂肪	鈉	膽固醇	纖維質
122大卡	5公克	25公克	1公克	63毫克	0毫克	1公克

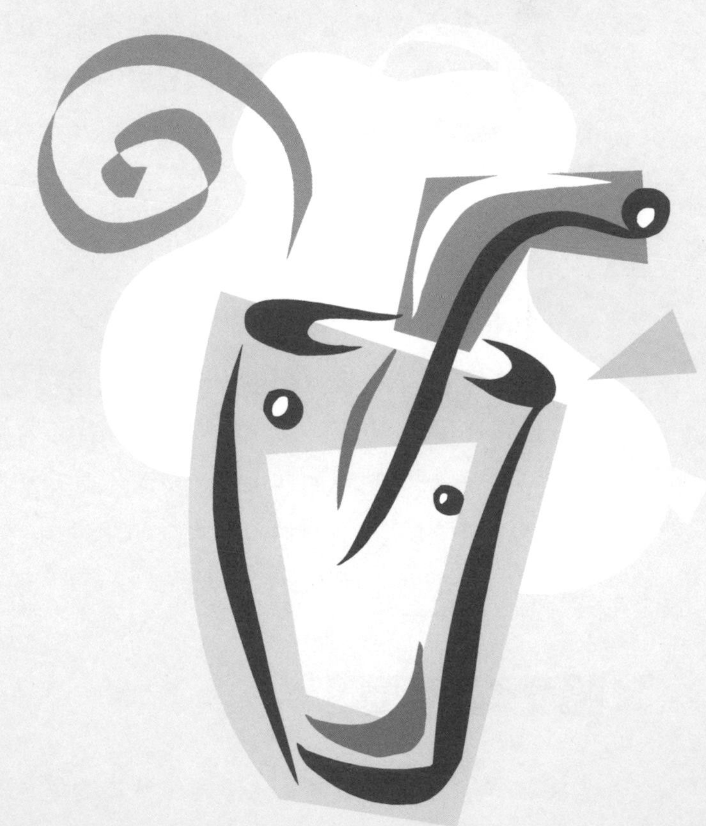

20

方便準備的湯和燉菜

無論是午餐或晚餐，一碗美味的湯都能撫慰人心，令人滿足。只要加一些全麥麵包或有內餡的捲餅及沙拉，你的佳餚就十全十美了。有些地區甚至會拿湯當早餐。剩下的湯可以加熱放在保溫瓶中，外出時可以食用。假如你的辦公室有微波爐，也可以很快加熱當午餐。

大多數的湯可以放在冰箱保存七至十天。假如製作的量很大，你可以整個禮拜的每一餐都隨時喝到湯，而只需製作一次即可。若你家庭成員不多，還是可以大量製作，每一份用個別的容器中冷凍起來。

冷凍的湯可以在冰箱或微波爐解凍，每一次只要取出你那一餐會用到的份量就可以了。只要加熱湯（實際上是任何食物）超過一次，就會讓湯變得容易滋生食物病原體，所以加熱剩湯時，一定要煮到沸騰，除了是確保飲食安全，也為了保有湯品的最佳美味。

義大利麵、馬鈴薯、麵粉或澱粉製成的濃湯不容易冷凍，而且這些湯一旦解凍了，雖然味道不變，卻會失去原有的口感；其他大多數的湯——特別是豆類的湯——適合冷凍；以豆類為主的湯往往在解凍後會更濃稠。如果湯較濃，只要在重新加熱時加點水或蔬菜湯，就可以達到理想的濃度。剩下的濃稠豆類湯會變的很像燉菜，所以適合加在穀類、義大利麵或馬鈴薯上。

豆類及大麥巧達湯

大麥很美味，更不用說是水溶性纖維質的絕佳來源了，而水溶性纖維質可以減少血液的膽固醇。你煮這種濃稠、營養的湯愈久，湯嚐起來就愈有乳脂的感覺，口感也更豐富。

◎材料（約1900c.c.）

水或蔬菜原汁8杯、乾燥小青豆1杯、洋蔥1杯（可不加）、胡蘿蔔1杯、芹菜1根、珍珠大麥½杯、大蒜1湯匙（可不加）、百里香1茶匙、鹽和辣椒適量

◎作法

❶小青豆浸泡一整晚後瀝乾；洋蔥、胡蘿蔔、大蒜壓碎；芹菜切細。

❷把水和豆子放在大湯鍋中煮滾。

❸加入剩下的材料，鹽和辣椒除外。

❹以小火慢燉，直到大麥和豆類變柔軟、湯汁呈乳狀為止，大約需1.5~2小時。

❺以鹽和辣椒調味，趁熱吃。

◎營養成分（1杯）

卡路里	蛋白質	碳水化合物	脂肪	鈉	膽固醇	纖維質
116大卡	6公克	24公克	<1公克	134毫克	0毫克	6.5公克

花椰菜及青豆奶油湯

這是一種如乳脂般的混合湯，加上一些完整的青豆添加清爽的口感。

◎材料（約1900c.c.）

冷凍青豆大約480公克、橄欖油1茶匙、洋蔥1½杯（可不加）、完整葛縷子種子2茶匙、大蒜1茶匙（可不加）、中型花椰菜1顆、水5杯、鹽和辣椒、荷蘭芹（可不加）

◎作法

❶洋蔥、大蒜壓碎；花椰菜切成小塊；根據包裝說明煮青豆。將煮熟的青豆瀝乾並分成兩半。

❷在大湯鍋中以中大火加熱。趁熱加入洋蔥、葛縷子種子及大蒜，並煎到洋蔥變軟，約需10~15分鐘。

❸添加花椰菜和水煮滾。然後加蓋以小火慢燉，直到花椰菜變很柔軟，約需10~12分鐘。

❹在攪拌器中，將一半的青豆，分批攪拌成濃湯。

❺將❹混合的湯倒入鍋中，並放進剩下的完整青豆攪拌。加鹽及辣椒攪拌。以中小火加熱，直到豆子完全加熱，湯變熱為止。如果喜歡的話，可以剁碎的荷蘭芹作為配菜。

◎變化

・也可使用1½茶匙磨碎的葛縷子替換完整的葛縷子種子。

◎營養成分（1杯）

卡路里	蛋白質	碳水化合物	脂肪	鈉	膽固醇	纖維質
57大卡	3公克	10公克	<1公克	149毫克	0毫克	3公克

黃乾豌豆瓣湯配「法蘭克福香腸」

這是一份充滿乳香、令人開胃又營養的湯品，能確實填飽你的肚子。

◎材料（6份）

橄欖油2湯匙、大洋蔥1顆（可不加）、中型胡蘿蔔2根、黃乾豌豆瓣2杯、水8杯、桂葉2片、素熱狗8根、新鮮檸檬汁2~4湯匙、鹽和辣椒

◎作法

❶乾豌豆瓣先浸泡一晚；大洋蔥壓碎；胡蘿蔔切片；素熱狗切片備用。

❷在大湯鍋中加熱油。趁熱加入洋蔥及胡蘿蔔，煎到變軟。

❸瀝乾豆子，充分沖洗，然後和水一起放入鍋中，加蓋以小火慢燉，偶爾攪拌，直到豆子幾乎碎裂，約需1.5~2小時。

❹將❸用攪拌器打成濃湯，然後放回鍋中，添加桂葉、鹽和辣椒。假如湯太濃稠就加水稀釋，再用小火慢燉30分鐘。

❺拿掉桂葉。添加切片的素熱狗以及檸檬汁，再多煮幾分鐘。煮好後請趁熱吃。

◎營養成分（¾杯）

卡路里	蛋白質	碳水化合物	脂肪	鈉	膽固醇	纖維質
146大卡	12公克	16公克	3公克	590毫克	0毫克	5公克

21

隨時可吃的沙拉、醬汁和三明治

無論作為開胃菜或主菜，沙拉、沾醬、三明治都可以是營養的饗宴。在很多家庭中，這些都是每一餐的重點，而且不論是白天、晚上隨時都可以吃。

沙拉 Saland

主要材料為豆類或穀類的沙拉會特別營養和有飽足感；大部分是蔬菜和清淡調味料的沙拉則可作為小菜或點心。製作沙拉的過程很有趣，準備起來又簡單快速，而且還是食用健康蔬菜的好方式。

一般來說沙拉的脂肪含量很低，而且這種料理方式不容易失敗，又很好讓你發揮創意，還可以接收前一晚大餐的一點剩菜。這樣說來，沙拉似乎是現代人最佳的飲食妙招了。

幾乎任何東西都可以作為沙拉的基礎：冷或溫的義大利麵、穀類、馬鈴薯、甘薯或印度南瓜；煮過或生的蔬菜；豌豆、豆子或扁豆；甚至是水果，都可以成為沙拉的材料。

除此之外，新鮮的草本植物和堅果、種子及各種幼苗也都可以和沙拉產生完美的搭配。

對沙拉要保持開闊的胸襟，讓本書的食譜成為你想像力的跳板，盡可能的大膽嚐鮮吧！

柑橘類水果及穀類沙拉

這種絕妙的沙拉既酸甜又多汁，使用了新鮮的水果及廚房的必需品，能創造出一餐的重點菜色。

◎材料（6份）

全穀類4杯、臍柑2顆、新鮮荷蘭芹½杯、葡萄乾⅓杯、新鮮檸檬汁3湯匙、有機初榨橄欖油2湯匙、酒醋1湯匙、第戎芥末醬2茶匙、鹽和辣椒

◎作法

❶穀類先行煮過；臍柑去皮且剁碎；新鮮荷蘭芹磨碎備用。

❷在大碗裡混合穀類、柳橙、荷蘭芹和葡萄乾。

❸在小碗裡將油、檸檬汁、醋及芥末醬一起攪打成醬汁，淋在穀類和水果上，並充分攪拌。以鹽和辣椒調味，並再度攪拌。適合冷卻後吃。

◎祕訣

- 全穀類可選擇糙米、菰米（野米）、小麥片、大麥或混合穀類。
- 可使用紅醋、白醋或甜醋代替酒醋。

◎營養成分（1杯）

卡路里	蛋白質	碳水化合物	脂肪	鈉	膽固醇	纖維質
240大卡	4公克	44公克	6公克	243毫克	0毫克	4公克

突尼西亞馬鈴薯沙拉

只需幾種常見的食材，這種獨特的沙拉絕對會大受歡迎。

◎材料（6份）

新生長出來的馬鈴薯約450公克、新鮮檸檬汁¼杯、有機初榨橄欖油2湯匙、小茴香1茶匙、水2湯匙、紅辣椒½茶匙、少許番椒、鹽

◎作法

❶小茴香磨碎備用；馬鈴薯洗淨後去皮，放到鹽水中煮，直到馬鈴薯變軟後撈起。

❷小的馬鈴薯對半切，大的馬鈴薯就切成¼的大小。加檸檬汁、橄欖油、水、小茴香、紅辣椒、番椒及鹽調味後，輕輕攪拌。溫熱著吃或等到冷卻再吃。

◎營養成分（¾杯）

卡路里	蛋白質	碳水化合物	脂肪	鈉	膽固醇	纖維質
82大卡	1公克	10公克	5公克	354毫克	0毫克	1公克

當切爾（Tang Tsel）

不起眼的甘藍菜在這份簡單但美味到難以置信的沙拉中，成為了眾所矚目的焦點。這份沙拉來自一份古老的喜馬拉雅食譜，歡迎多多嘗試。

◎材料（4份）

綠甘藍菜1杯、紅甘藍菜1杯、小馬鈴薯1顆、糙米醋¼杯、芝麻油2茶匙

◎作法

❶綠甘藍、紅甘藍切細或切絲；小馬鈴薯去皮切成細條狀；芝麻油先行烤過。

❷在中型碗裡混合甘藍和蕃茄並輕輕攪拌。

❸把醋和芝麻油撒在蔬菜上並再度攪拌，使食物完全混合。適合立刻食用或是冷卻時吃。

◎營養成分（1杯）

卡路里	蛋白質	碳水化合物	脂肪	鈉	膽固醇	纖維質
38大卡	1公克	4公克	2.5公克	8毫克	0毫克	1公克

辣小黃瓜沙拉

只要吃上一口，辛辣的滋味就會令人心醉。

◎材料（4份）

小黃瓜2杯、鹽、糙米醋2湯匙、芝麻油2茶匙、少許番椒

◎作法

❶小黃瓜切細；芝麻油先行烤過。

❷在小黃瓜上撒很多鹽，並放在濾鍋中乾燥30分鐘，直到小黃瓜鬆軟失去汁液。

❸將❷在冷水下沖洗，然後仔細瀝乾。接著把小黃瓜換到中型碗，撒上醋和油。

❹以番椒調味，充分攪拌混合後，最好立刻食用，也可以先冰冰箱冷藏一下，要吃時再取出。

◎營養成分（1杯）

卡路里	蛋白質	碳水化合物	脂肪	鈉	膽固醇	纖維質
29大卡	<1公克	2公克	2.5公克	292毫克	0毫克	<1公克

雞豆、蕃茄及胡桃沙拉

這份風味怡人的沙拉是一個很好的例子。如果你試著用營養的全麥麵包

沾這道味道濃郁的沙拉作佐料來食用，就可以證明簡單的原料往往會創造出最令人難忘的菜餚。

◎材料（4份）

雞豆2杯、中型蕃茄1顆、胡桃¼杯、葡萄乾¼杯、新鮮荷蘭芹¼杯、新鮮檸檬汁2湯匙、有機初榨橄欖油1½茶匙、鹽和辣椒

◎作法

❶蕃茄剁碎；胡桃切成塊狀；荷蘭芹磨碎。

❷在大碗裡混合所有原料。攪拌以充分混合。

◎祕訣

・雞豆需煮過瀝乾或選用罐頭（1罐約450公克）。

◎營養成分（¾杯）

卡路里	蛋白質	碳水化合物	脂肪	鈉	膽固醇	纖維質
236大卡	9公克	33公克	9公克	302毫克	0毫克	8公克

醬汁

醬汁可以做成既美好又迷人的點心，完美地填塞進芹菜條、塗抹在餅乾上，或是作為生蔬菜、蝴蝶餅或烤洋芋片的沾醬，能夠輕易地滿足任何挑剔的嘴。

除了各式的點心，醬汁的巧妙搭配，也可以變換出令人滿意的主食；一大團的高蛋白質醬汁塗在烤馬鈴薯上，可以成為讓人非常有飽足感的一餐。醬汁若作為三明治的餡料往往能發揮妙用，把它加入全麥麵包或小圓麵包，

再加上一些配料像萵苣、蕃茄、洋蔥、醃黃瓜、幼苗、辣椒或任何你想要的絕妙選擇，你就會在幾分鐘內吃到簡單而有營養的一餐。

試著在玉米或是原味的墨西哥玉米薄餅、印度麵包塗上一層薄薄的醬汁增加滋味；你也可以大量加上自己喜歡的醬汁和材料，接著只要輕鬆捲起來就是馬上可以享用的一餐了。醬汁的用途極為廣泛，所以就讓你的想像力恣意奔馳、創造出獨一無二的美味醬汁吧！

義大利雞豆醬汁

享受這種三明治中或餅乾上的美味低脂醬汁，令人飽足，卻很清淡。

◎材料（約1½杯）

雞豆2杯、水2湯匙、有機初榨橄欖油2湯匙、甜醋或新鮮檸檬汁1湯匙、羅勒½茶匙、牛至½茶匙、大蒜¼~½茶匙（可不加）、鹽和胡椒

◎作法

❶大蒜壓碎，在食物處理器中混合所有原料。處理成滑順的糊狀，若有需要，就停下來刮平處理器的各面。

❷上菜前冷卻幾小時或一整晚讓味道混合。在冰箱裡可保存5~7天。

◎祕訣

・雞豆需煮過瀝乾或選用罐頭（1罐約450公克）。

◎營養成分（½杯）

卡路里	蛋白質	碳水化合物	脂肪	鈉	膽固醇	纖維質
212大卡	10公克	31公克	6公克	654毫克	0毫克	9公克

辣花生醬汁

這種醬汁充滿了驚喜！

雖然其中含有豐富的花生醬，但因為使用豆腐製造乳脂般的口感，並用莎莎醬增加風味，因此脂肪略減了一些。這是營養、「像肉一樣的」三明治餡料或沾醬。

◎材料（約2½杯）

一般板豆腐約450公克、天然花生醬½杯、莎莎醬½杯、甜醋2湯匙、青蔥4根（可不加）、芹菜2根、新鮮胡荽葉¼杯

◎作法

❶將豆腐沖洗後切成厚片，以足夠的水覆蓋，小火慢燉10分鐘。充分瀝乾並冷卻。

❷青蔥切細；芹菜、胡荽葉切碎。

❸在食物處理器中混合豆腐、花生醬、莎莎醬和醋，處理成滑順的糊狀。換到碗中並加入青蔥、芹菜及胡荽葉攪拌。完全冷卻後上菜。

◎營養成分（¼杯）

卡路里	蛋白質	碳水化合物	脂肪	鈉	膽固醇	纖維質
133大卡	7公克	8公克	8公克	156毫克	0毫克	2公克

無蛋美乃滋調味料

這是一般充滿蛋的美乃滋的完美替代品。如果這種調味料要製作成無雞肉的雞肉沙拉時，最好可以再加些第戎芥末醬，可以為這道沙拉添加一點吸引力。

◎材料（1½杯）

硬的絹豆腐1½杯（約360公克）、新鮮檸檬汁3湯匙、第戎芥末醬（可不加）2茶匙、鹽½茶匙、乾芥末醬¼茶匙、有機菜籽或初榨橄欖油2湯匙

◎作法

❶將油之外的所有原料放在攪拌器或食物處理器中，攪拌到滑順並呈乳狀為止。

❷機器運轉時從蓋子的開口緩慢、穩定地滴油進去。可在冰箱儲存5~7天。

◎營養成分（2湯匙）

卡路里	蛋白質	碳水化合物	脂肪	鈉	膽固醇	纖維質
18大卡	1公克	<1公克	1公克	103毫克	0毫克	0公克

三明治

三明治的內餡從基本的花生醬、果凍，到素食漢堡都有，也是全世界的人都喜歡的食物，例如墨西哥玉米煎餅、油炸玉蜀黍餅和墨西哥玉米薄餅等等。三明治會比一般白麵包加高脂肪的起司健康很多，也遠比小圓麵包上油膩的肉對你有益多了。享受三明治吧——三明治不只是當午餐而已。嘗試家庭式的豆類墨西哥玉米煎餅或是油炸玉蜀黍餅當晚餐，另外，別忘了熱湯和三明治總是最棒的組合！

紅豆墨西哥玉米煎餅

製作墨西哥玉米煎餅的過程一定很有趣，而且可以成為令人滿足的午餐或晚餐。

◎材料（約2~4份，每人1~2塊）

全麥墨西哥玉米薄餅4塊、黑白斑豆2杯（黑白斑豆需煮過瀝乾或選用罐頭）、莎莎醬½杯、紅椒或青椒2湯匙、紅蕃椒粉1茶匙、大蒜粉¼茶匙（可不加）、小茴香¼茶匙、牛至¼茶匙、塔巴斯科辣醬提味

◎加料選擇（選擇1種以上）

萵苣1~2杯、成熟的蕃茄1顆、小的酪梨½顆、胡蘿蔔¼杯、新鮮胡荽葉¼杯、黑橄欖¼杯、無蛋美乃滋調味料頁2262~3湯匙

◎作法

❶紅椒或青椒切細；小茴香磨碎。加料部分：萵苣、胡蘿蔔切絲；蕃茄剁碎；酪梨切塊；胡荽葉磨碎；黑橄欖切片。

❷在乾平底淺鍋上1塊1塊加熱玉米薄餅，熱的薄皮請堆在乾淨毛巾上保溫備用。

❸在中型平底深鍋混合豆類、莎莎醬、辣椒及調味料。煮滾後，不加蓋以小火慢燉5分鐘，偶爾攪拌。把平底鍋從爐上拿下來，用木湯匙背面、叉子或是馬鈴薯攪碎機輕輕壓碎豆子。

❹把同樣份量的豆類混合物舀到每個準備好的玉米薄餅上，沿著一邊放成長條狀。

❺添加你喜愛的加料，沿著餡料捲起玉米薄餅。吃的時候用手拿取，或使用刀叉。

◎營養成分（1塊）

卡路里	蛋白質	碳水化合物	脂肪	鈉	膽固醇	纖維質
184大卡	9公克	36公克	1公克	122毫克	0毫克	9公克

美味勝烤起司三明治

這些長久以來的三明治寵兒具有所有我們熱愛的黏稠醬汁和美味，但現

在這些三明治可是低脂而且不含乳製品。如果你喜歡的話，可以在上面加上一點粒狀的芥末醬。

◎材料（約4份）

水⅔杯、營養酵母片¼杯、麵粉（任何一種皆可）2湯匙、新鮮檸檬汁2湯匙、芝麻醬2湯匙、蕃茄醬1½湯匙、玉米澱粉2茶匙、洋蔥粉1茶匙（可不加）、大蒜粉（可不加）、薑黃、乾芥末醬和鹽各¼茶匙、全麥麵包8片

◎作法

❶在中型平底深鍋中混合所有原料，但麵包除外。攪拌直到混合物變滑順。將原料煮開，時時以金屬攪拌器攪拌。

❷轉小火烹煮，時時攪拌，直到混合物非常濃稠、滑順為止。

❸在每片麵包的一面平均塗上煮好的醬。

❹在大型不沾淺鍋噴上不黏的噴霧烤盤油，或塗上少量的蔬菜油。讓每一面麵包烤成褐色，再小心翻面。

❺將烤好的三明治取出，並依對角線將之切成一半，請趁熱享用。

◎營養成分（1份）

卡路里	蛋白質	碳水化合物	脂肪	鈉	膽固醇	纖維質
354大卡	27公克	59公克	8公克	712毫克	0毫克	15公克

22

好處多多的
蔬菜、配菜和醬料

蔬菜已經從僅是裝飾料理的地位躍升為主角了，並成為健康飲食的中心。蔬菜富含多樣且微妙的味道，讓你享受維他命、礦物質及其他重要營養素的好處。

不要害怕蔬菜，如果你喜歡的話，可以把蔬菜變成完整的一餐，保證相當美味又健康。

炸辣椒及蕃茄沙拉

這種特殊的餐點比較像蔬菜醬或醬汁，而不像傳統的沙拉。傳統上這會放在麵包上，配上新鮮的檸檬丁。

◎材料（8份）

紅椒4根、橄欖油1湯匙、成熟的蕃茄2顆、大蒜½茶匙（可不加）、糖或你選擇的糖精1~2茶匙、鹽和辣椒

◎作法

❶紅椒切成2公分的丁；蕃茄剁碎；大蒜壓碎。

❷在大平底淺鍋中加熱油。趁熱加入辣椒以小火炒，直到全部變軟並且呈現淡褐色為止。

❸加入蕃茄、大蒜、鹽及辣椒調味。

❹不加蓋以小火慢燉，直到混合物非常濃郁為止，大約需要30分鐘。適合溫熱吃或冷吃。

◎營養成分（½杯）

卡路里	蛋白質	碳水化合物	脂肪	鈉	膽固醇	纖維質
46大卡	1公克	7公克	2公克	77毫克	0毫克	2公克

牛排薯條

以烤箱烘焙的薯條雖然低脂，但是仍迴盪著美妙的濃厚滋味，不試看看就太可惜了。

◎材料（約2~4份）

褐皮馬鈴薯2顆、橄欖油1½茶匙、紅辣椒1茶匙、鹽¼茶匙、辣椒適量、大蒜粉（可不加）及薑黃少許

◎作法

❶將烤箱預熱到攝氏230度。在大烤盤上鋪上一層羊皮紙（方便清理），然後放在一邊。

❷將馬鈴薯刮好並去除馬鈴薯芽（如果馬鈴薯發芽了，基本上還是不要食用較安全）。如果喜歡的話就去皮，並切成丁或薯條形狀。放在大碗中，撒上油，然後攪拌均勻。

❸撒上調味料並再度攪拌，使之平均覆蓋所有的馬鈴薯。在準備好的烤盤上將馬鈴薯排成一層，送入烤箱烤到變金棕色或叉子可以戳的過為止，這需要約30分鐘。若想要讓烤色更平均漂亮，就在烘焙的過程中間再翻面一次。

◎祕訣

・可使用咖哩或紅蕃椒粉（½茶匙）取代紅辣椒。

◎營養成分（½杯）

卡路里	蛋白質	碳水化合物	脂肪	鈉	膽固醇	纖維質
80大卡	2公克	14公克	2公克	148毫克	0毫克	2公克

快速荷蘭酸味醬

◎材料（約1杯）

硬的絹豆腐1杯、水2湯匙、新鮮檸檬汁1湯匙、營養酵母片1湯匙、芝麻醬1湯匙、有機初榨橄欖油2茶匙、黃芥末1茶匙、龍蒿½茶匙

◎作法

豆腐壓碎後，將所有原料放在攪拌器或食物處理器中處理，直到滑順並呈明顯乳狀為止，放到冷卻。食用之前攪拌。

◎營養成分（2匙）

卡路里	蛋白質	碳水化合物	脂肪	鈉	膽固醇	纖維質
63大卡	4公克	4公克	4公克	12毫克	0毫克	2公克

花椰菜或蘆筍配快速荷蘭酸味醬

荷蘭酸味醬讓所有的蔬菜都是主角，而且很容易準備。加在蘆筍上就成了經典的菜餚，也可以加在胡蘿蔔或花椰菜上。你的味蕾會大聲喝采！

◎材料（約4~6份）

花椰菜菜花4~6杯（或蘆筍幼苗約900公克）、快速荷蘭酸味醬1杯

◎作法

❶將花椰菜切成一口大小，或使用剪好的蘆筍幼苗。

❷將花椰菜或蘆筍蒸到變翠綠色，並有柔軟爽脆的口感。旁邊可加醬。

◎營養成分（½杯）

卡路里	蛋白質	碳水化合物	脂肪	鈉	膽固醇	纖維質
108大卡	9公克	11公克	5公克	21毫克	0毫克	5公克

烤茄子牛排

這些美味、容易準備的茄子切片是吸引人的配菜。如果有多餘吃剩的茄子，是快速、美味的絕佳三明治餡料或漢堡替代品。一定要使用你喜歡的烤肉醬口味，因為醬料是食譜的重心。

◎材料（約4份）

中型茄子1根、瓶裝烤肉醬、鹽

◎作法

❶將茄子切成1¼公分厚的切片，並大量撒上鹽，放在水槽架子上或濾鍋中，等待30分鐘，把鹽沖洗掉並以乾淨的廚房毛巾拍乾。

❷將烤箱預熱到攝氏190度。在烤架上噴上不黏的噴霧烤盤油，並將茄子切片放成一層。將烤肉醬刷在每片茄子上烤15分鐘。

❸將茄子翻面，並在另一面刷上烤肉醬。再烤10~20分鐘或直到叉子可以戳得。

◎營養成分（1份）

卡路里	蛋白質	碳水化合物	脂肪	鈉	膽固醇	纖維質
50大卡	1公克	12公克	<1公克	484毫克	0毫克	3公克

甜中帶鹹南方小火燉煮蕪菁

以小火和緩燉煮的蕪菁，美味出人意料之外。一定要削去很深的皮，因為蕪菁的皮可能相當厚。

假如你夠幸運的話，可以找到有葉子附在上面的蕪菁，建議可以加入一起燉煮。

◎材料（4~6份）

有機菜籽油或紅花籽油1湯匙、蕪菁約900公克、水1杯、低鈉塔馬里醬油2湯匙、糖或你選擇的糖精1湯匙、芝麻油1茶匙

◎作法

❶蕪菁洗淨去皮並切成2½公分的丁狀；芝麻油先烤過。

❷在大平底淺鍋中加熱油。

❸趁熱加入蕪菁炒，直到全部變淡褐色為止，約需5~8分鐘，加水、塔馬里醬油及糖煮滾。

❹加蓋以小火慢燉，偶爾攪拌一下，直到蕪菁變軟為止，這需要15分鐘左右。

❺撒上烤過的芝麻油輕輕攪拌，然後菜就可以上桌了。

◎營養成分（½杯）

卡路里	蛋白質	碳水化合物	脂肪	鈉	膽固醇	纖維質
80大卡	2公克	12公克	3公克	305毫克	0毫克	3公克

南瓜布丁

南瓜泥是一般馬鈴薯泥甜美而繽紛的絕佳替代品。同時，這也是取代山芋的完美假日配菜；如果你可以加入一些烤過、切碎的美洲胡桃在這道食譜裡的話，它甚至也可以成為一道美味且出眾的點心。

◎材料（約4份）

奶油南瓜4杯、純楓糖糖漿3湯匙、芝麻醬2湯匙、香草萃取物½茶匙、鹽適量

◎作法

❶南瓜去皮切成小塊後，將小南瓜塊蒸到非常軟。

❷請將蒸好的南瓜、除了鹽以外的材料一起放在食物處理器中處理，直到非常滑順為止。

❸加上鹽調味，趁熱吃。

◎變化

・可選擇花生醬或杏仁醬代替芝麻醬。

◎營養成分（½杯）

卡路里	蛋白質	碳水化合物	脂肪	鈉	膽固醇	纖維質
148大卡	3公克	28公克	4公克	300毫克	0毫克	<1公克

芝麻花椰菜

這是視覺的饗宴，也是一道佳餚。這種引人喜愛的組合幾乎可以搭配任何主菜。若是冷卻後上菜，芝麻花椰菜會是特別而開胃的沙拉。

◎材料（約6份）

花椰菜菜花6杯、橄欖油1湯匙、紅椒1根、大蒜½茶匙（可不加）、芝麻種子2湯匙、深色芝麻油1湯匙、鹽或天然醬油適量

◎作法

❶將紅椒切片成火柴棒大小；大蒜壓碎；芝麻種子稍微烤過備用。

❷花椰菜入電鍋蒸到柔軟脆口為止，取出放到碗中。

❸在中型平底淺鍋加熱橄欖油，添加辣椒並煎到變軟。加入大蒜攪拌並煮30秒。從爐上拿下來，淋在蒸好的花椰菜上。

❹添加剩下的原料並輕輕攪拌。溫熱吃或完全冷卻後吃。

◎營養成分（1杯）

卡路里	蛋白質	碳水化合物	脂肪	鈉	膽固醇	纖維質
89大卡	3公克	7公克	6公克	122毫克	0毫克	4公克

23

滋味豐富的窈窕新主菜

對很多人來說，捨棄含肉及起司的飲食讓他們不確定該吃什麼。別擔心，現在有許多令人難以置信的美味素食選擇，這些食物好吃、料理容易、令人滿足、營養十足。只要加點沙拉、配菜，或是一塊全麥麵包，一切就準備好了。

你會對這種豐富的新味道感到高興，你的身體也會因為這些食物的健康價值感謝你。其中有些食譜使用的原料，可能對你來說很新鮮。給自己一個機會嘗試，你絕對不會後悔！

在討論食譜之前，我們先看看全穀食品這種東西。在許多國家全穀食品都是主食，但在西方卻常受到忽略。

儲存及烹煮全穀食品

全穀食品是世界上幾乎所有飲食的主食之一，幾千年來，全穀食品一直因為簡單的料理方式及營養價值備受推崇。

假如你喜歡的話，全穀食品非常適合作為飲食的中心，因為這種食品會讓人有飽足感，而且營養豐富。全穀食品可作為厚實的蕃茄醬、燉菜、剩菜湯或醬汁豆類菜餚的基礎，而且會增加較清淡飲食的內容和風味。你甚至可以加一點豆類、調味豆腐、天貝或任何手頭上有的新鮮蔬菜，毫不費力且機動地利用全麥製作出一頓飯。

規劃以全穀為主的飲食很有趣、很刺激，因為我們的選擇繁多，不勝枚舉。只要去一趟存貨充足的天然食品店，你馬上就會發現有各式各樣的選擇。每一種穀類都有本身獨特的味道和特色，所以想要馬上了解全部的穀類可能會有點困難。把重點放在一兩種，嘗試過後再挑戰其他的穀類。

每一顆穀粒稱為「胚芽」的核心部分，都是營養豐富的小種子；提供了脂肪、蛋白質、碳水化合物及維他命，而且能夠長成新的植物。旁邊的胚乳層由複合碳水化和物組成，包覆於提供穀類胚芽能量的蛋白質中。麥麩是一種堅硬的保護殼，富含纖維質、維他命及礦物質。全麥是長時間維持能量的絕佳來源，而且富含維他命B、維他命E以及數種礦物質，包括鈣質、磷和鐵質。

全穀和精煉食品的處理程序不同，而且必須小心處理。含有完整胚芽的穀類含有在室溫下，特別是在熱天會快速腐壞的油脂。將全穀放置於保鮮塑膠袋或緊密容器中，儲存於冰箱是較好的保存方式，另外也要注意塑膠袋或容器上標示的購買日期。一般來說，全穀食品可維持新鮮度約四至五個月。

沖洗

全穀煮食前應沖洗乾淨，洗去汙物或造成苦味的天然外層。準備前，只沖洗你計畫煮食的數量即可。

烘烤

烘烤全穀指的是小火慢燉全麥之前，在煮菜鍋中將它烤成褐色。烤成褐色會讓穀類吃起來較像堅果。這也讓全麥可以更快速吸收水分，煮起來更均勻。

依穀類的種類不同，烘烤可能花幾分鐘到十幾分鐘，所以大多數人會省略這個步驟，但小米除外。小米的味道會因為烘烤而提升，煮起來也會較熟透，並有較鬆軟、較像肉飯的質地，注意事項如下：

1. 將沖洗後的穀類放進大的深底鍋中，用中火煮。以木湯匙攪拌，直到水分蒸發，穀類看起來乾燥為止。

2. 此時，有些廚師每一杯的穀類會添加一茶匙左右的油。雖然這是非必須的，但是少量的油會幫助烘烤的順利，並且有助於維持穀類分離及鬆軟。
3. 稍微轉小火並持續攪拌。一旦穀類釋放出烤過、如堅果般的味道，而且顏色深了一、二度，烘烤的過程就完成了。
4. 最後，將液體倒入鍋子，然後以小火慢燉烘烤好的穀類。加水的時候要稍微站後面一點，以免液體噴濺出來。

煮食

- 一定要在有緊密蓋子的深底鍋子烹煮穀類。蓋不緊的蓋子會很沒有效率；延長烹煮時間或造成熟度不均的結果。
- 用來烹煮穀類最好的液體就是水、豆湯（煮豆子後的水）或蔬菜湯。如果你使用的液體含有鹽，就不用再加鹽調味。
- 在加入穀類攪拌之前，將小火慢燉的液體煮滾。
- 穀類的烹煮時間可能差異極大，這取決於穀類的成熟度及儲存狀態。假如烹煮時間過去而穀類還未完全煮熟，水也已經完全被吸收，就再加入幾湯匙的開水攪拌。把鍋子蓋緊並且持續以非常小的火煮穀類，直到充分煮熟為止。
- 假如穀類變軟後還有液體殘留，就在過濾器中瀝乾。再把穀類放回煮菜鍋中以非常小的火重新加熱，把水分充分燒乾。
- 假如你遇到穀類燒焦或黏在鍋子底部的這類麻煩，就使用散熱器幫助你解決問題。
- 上菜前用叉子攪拌讓穀類變鬆軟。
- 冷藏剩餘的穀類是最好的儲存方式，但冷的穀類往往會乾掉變硬。若要重新添加水分，就把穀類放在蔬菜蒸鍋上，外鍋裝滿三至五公分的水。加蓋用小火慢蒸穀類，再用叉子攪拌一、兩次，直到穀類鬆軟、變熱為止，這需要約二至三分鐘。

穀類烹煮時間

穀類（1杯）	液體（杯）	鹽（茶匙）	分鐘	數量（杯）	特性
大麥（去殼）	3	½~¾	1½小時+10分鐘*	3½~4	具有令人愉悅而豐富的質地，可代替任何食譜中的糙米。
大麥（珍珠）	3	½~¾	50分鐘+10分鐘*	3½	參照上方。
蕎麥（片）	2	½~¾	10~12分鐘+5分鐘*	2	烤過的蕎麥片具有濃厚的味道；適合冷天氣的完美佳餚。
小麥片	2	½~¾	20分鐘+5分鐘*	3	浸泡並烹煮全麥麥粒後移除5%的麥麩，並把剩餘的麥粒壓成小粒的小麥片。小麥片可用於沙拉、湯、麵包及點心。
藜麥	2	½~¾	15分鐘+5分鐘*	3~3½	這種印加人的禮物是優質的蛋白質、鈣質、鐵質、維他命及鉀來源。藜麥味道很好，而且料理快速，幾乎可完美加入任何料理中。
粗麥粉	2	½~¾	1小時+5分鐘*	3	粗麥粉並非全麥，而是種小的粒狀麵團，由硬粒小麥製成。粗麥粉通常可當肉飯，是好的蛋白質來源。
印度米白米	2	½	15~20鐘+5分鐘*	3	源於泰國及印度，現在生長於加州。是長粒米的一種，具有堅果般、像爆米花的香味一樣。
長粒糙米	2¼	½	40分鐘+10分鐘*	3	煮好後有又硬又鬆軟的質地，具有溫和、略似堅果的味道。良好的全方位米。
短粒糙米	2¼	½	45~50分鐘+10分鐘*	3	煮起來質地比長粒糙米更像堅果，味道稍甜。若煮超過「煮好」的階段，再加一點水就會變黏，很適合壽司或米布丁。

穀類（1杯）	液體（杯）	鹽（茶匙）	分鐘	數量（杯）	特性
小米#	2½	½~¾	20~25分鐘 +5分鐘*	3½	米飯的方便替代品；稍微烤過會散發出怡人的香味及近似堅果的味道。小米會增加麵包的質地及風味，亦可研磨成粉與玉米粉替換使用。
菰米	2¾	¼#	50~55分鐘 +10分鐘*	2½~3	並不是真正的米，而是種野草。菰米一開始是現在明尼蘇達及鄰近大湖區經原住民以手採收放於船隻的收穫物，像是具有堅果味道的絕佳添加物，可加於任何米食中。就營養而言，菰米優於大多數穀類，蛋白質、維他命B、鐵質及磷含量高。

* 靜置時間（加蓋）　# 在煮滾前烤過可提升味道和/或煮的均勻。

烤箱烤的豆腐牛排

你可以將這些柔軟的豆腐牛排變辣或微辣，只要調整番椒和黑胡椒的數量即可。豆腐牛排會是很好的主菜或三明治餡。

◎材料（8片；約4份）

一般板豆腐約450公克、無鹽的蕃茄糊2湯匙、淡糖蜜2湯匙、低鈉塔馬里醬油2湯匙、水2湯匙、甜醋2湯匙、橄欖油1茶匙、乾的芥末醬½茶匙、洋蔥粉½茶匙（可不加）、肉桂½茶匙、黑胡椒和番椒適量、青蔥作為配菜（可不加）

◎作法

❶肉桂先磨碎；烤箱預熱到攝氏190度。

❷在烤架上噴上不黏的噴霧烤盤油或鋪上烤紙，然後放在一邊。

❸沖洗豆腐並拍乾，然後以乾淨的廚房毛巾包起來，並以手輕壓，盡可能壓出水分。以平行方式切成平均的4塊，並放在準備好的烤架上。

❹將除了青蔥之外的原料混在一起攪拌，直到充分混合。以辣椒和番椒調味。在豆腐塊上方平均撒一點混合起來的醬料。小心地將豆腐翻面，並在另一面撒上剩餘的醬料。

❺假如時間許可，就讓牛排在室溫下靜置10分鐘，讓醬汁的味道滲入豆腐中。烤牛排20分鐘，偶爾以剩餘的醬料當油脂淋上去。趁熱吃、溫著吃或冷卻後吃都可。

◎變化

・如果喜歡的話，可以把青蔥切碎當作配菜。

◎營養成分（1片）

卡路里	蛋白質	碳水化合物	脂肪	鈉	膽固醇	纖維質
226大卡	19公克	16公克	11公克	325毫克	0毫克	4公克

旅館肉末洋芋泥

一旦你嘗過這種營養、無膽固醇的佳餚，就不會想念蛋或肉末洋芋泥。薑黃製造出美麗的金色，而營養酵母片會添加像蛋一樣美味的味道。旅館肉末洋芋泥適合作為休閒式的任何一餐。

◎材料（4~6份）

橄欖油1½茶匙、胡蘿蔔½杯、紅椒或青椒½杯、青蔥½杯（可不加）、薑黃¼茶匙、一般板豆腐約450公克、紅腎豆1杯、營養酵母片2湯匙、調味鹽及辣椒、新鮮荷蘭芹2湯匙（可不加）

◎作法

❶胡蘿蔔磨碎；椒類切丁；青蔥切細；板豆腐沖洗拍乾並壓碎；荷蘭芹剁碎備用。

❷在大平底淺鍋中以中火熱油。趁熱加入胡蘿蔔、辣椒及薑黃，並煎3~4分鐘。

❸加入豆腐、豆類、營養酵母片、調味鹽及辣椒。充分混合並繼續煮，時時攪拌，約需5~7分鐘，或直到變熱為止。

❹若有使用，便加入荷蘭芹攪拌，並充分混合。立刻食用。

◎祕訣

・橄欖油可使用有機菜籽油或紅花籽油替換。

・紅腎豆需煮過瀝乾或選用罐頭（1罐約450公克）。

◎營養成分（½杯）

卡路里	蛋白質	碳水化合物	脂肪	鈉	膽固醇	纖維質
125大卡	10公克	13公克	5公克	255毫克	0毫克	5公克

素肉豆燜肉

把脆皮麵包捲沾入美味的肉汁中，風味更是獨一無二！

◎材料（4份）

大胡蘿蔔4根、蔬菜湯2杯、芹菜2根、迷迭香1茶匙、桂葉2片、橄欖油2茶匙、洋蔥2杯（可不加）、全麥麵¼杯、水1杯、白豆3杯、素肉塊2杯、低鈉塔馬里醬油2湯匙、鹽和辣椒

◎作法

❶大胡蘿蔔去皮切2.5公分塊狀；芹菜縱切成1公分塊狀；迷迭香、洋蔥剁碎。

❷在大型平底深鍋中混合胡蘿蔔、湯（或水、啤酒）、芹菜、迷迭香以及桂葉，然後煮滾。

❸轉到中火，加蓋以小火慢燉，直到蔬菜變軟，約20分鐘

❹同時，在大型平底淺鍋中將油加熱。趁熱加入洋蔥，並翻炒到變軟，約10分鐘。

❺在醬汁中加入麵粉攪拌，直到充分混合。然後「逐漸」倒入1杯水攪拌，並用力混合，直到醬汁變柔順。

❻將醬汁從爐上移開。待蔬菜變軟時，把洋蔥混合物加入攪拌，並充分混合。

❼加入豆類、素肉及塔馬里醬油攪拌，煮滾，時時攪拌，轉到中火。以小火慢燉約5分鐘，直到醬料變濃稠，豆類及素肉變熱為止。移除桂葉，用鹽和辣椒調味，以杓子舀入湯碗中，趁熱吃。

◎祕訣

・蔬菜湯可選擇水或無氣啤酒代替。

・白豆需煮過瀝乾或選用罐頭（1罐約450公克）。

◎營養成分（1杯）

卡路里	蛋白質	碳水化合物	脂肪	鈉	膽固醇	纖維質
558大卡	50公克	80公克	5公克	797毫克	0毫克	17公克

大香菇牛排

這些大而有肉的香菇會是精緻的主菜，特別是旁邊放上色彩鮮豔的蔬菜時，例如綠色及黃色的南瓜、紅椒或櫻桃蕃茄。有牛肉味道的醬料混合香菇汁，會創造出濃郁的肉汁。

你不敢相信這種素食「牛排」會有多美妙、有嚼勁、簡單，並且令人滿足！

◎材料（4份）

蕃茄醬¼杯、甜醋2湯匙、大蒜½茶匙（可不加）、中型大香菇4顆、鹽和辣椒、橄欖油適量、荷蘭芹、細香蔥或青蔥（可不加）

◎作法

❶大蒜壓碎；荷蘭芹、細香蔥或青蔥磨碎。

❷混合蕃茄醬、醋及大蒜並放在一邊。小心移除香菇的梗，保持菇帽完整。在水下沖洗菇帽，輕輕用手指摩擦表面移除汙物。

❸在大型平底淺鍋中放一層薄薄的橄欖油，用中大火加熱。假如你沒有夠大的平底淺鍋可以完全同時放置這4顆大香菇，就分兩批煮，或使用兩個鍋子。

❹將大香菇放在平底淺鍋中，內裏朝上。加蓋煮約5分鐘。翻面，轉到中火，加蓋繼續煮到中心可以用叉子戳破為止，約5分鐘。

❺以鹽和辣椒調味。用湯匙舀取預留的醬汁，平均淋在每顆香菇上。如果喜歡，用新鮮草本植物作為配菜。整顆食用，或斜切香菇（刀子切時有角度）。

◎營養成分（1塊）

卡路里	蛋白質	碳水化合物	脂肪	鈉	膽固醇	纖維質
72大卡	4公克	11公克	1公克	482毫克	0毫克	4公克

起司味甘藍玉米餅

熱玉米餅就是適合當作早餐。這也是有趣的主菜或配菜。營養酵母片會添加起司般的感覺，而甘藍會增加蔬菜的味道、營養和美麗的色彩。

不要受到誘惑以玉米粉取代玉米粒，因為你不會得到比較好的結果。可以使用大致磨碎的全麥穀粒（麥片粥）來替代，這可以在天然食品店及很多超市買到。如果要作為晚餐可以搭配蒸胡蘿蔔或蕃茄切片，上面再灑上新鮮羅勒就很不錯了；搭配蔬菜幼苗的生菜沙拉，配上一點甜醋調味，更可以為夜晚畫上一個完美的句點。

◎材料（4份）

水5杯、黃玉米粒（玉米餅）1⅓杯、甘藍切細1~2杯、營養酵母片¼杯、鹽1茶匙

◎作法

❶在平底深鍋中加水煮滾。添加甘藍並小火慢燉直到變軟，約5分鐘。

❷從爐上移除，並慢慢加入玉米粒攪拌，以長把手的木湯匙快速攪拌。再度煮滾，時時攪拌。

❸轉到非常小的火加蓋煮，偶爾攪拌，直到變得非常濃稠，約20~40分鐘。加入營養酵母片、橄欖油及鹽攪拌，直到充分混合。

◎祕訣

- 假如玉米餅黏在鍋子底部，就塞一個散熱器在下面。
- 如果希望攪拌次數較少，成品不要那麼黏，就在玉米粒及甘藍煮滾後，將混合物換到雙層蒸鍋即可。

◎營養成分（1杯）

卡路里	蛋白質	碳水化合物	脂肪	鈉	膽固醇	纖維質
111大卡	7公克	16公克	3公克	782毫克	0毫克	3公克

24

令人滿足的點心

當想吃巧克力的衝動來襲時，我們可以掩護你。這裡你會發現巧克力布丁、小點心、糖果棒的驚人食譜。這些食物非常棒，全家人都會一掃而空，你也可以很自豪地與朋友分享。別告訴他們這些食物很健康，因為沒有人會猜到！你也會發現其他美妙的點心。

對某些人來說，點心就像特殊場合一樣，只會偶爾出現；對其他人來說，一餐沒有吃飯後甜點就等於沒吃。無論你對點心有何種渴望，本部分一定會有食譜滿足你的需求。

當然，最健康的飯後甜點，就是一些新鮮水果，一、兩片乾燥水果，或少量葡萄乾。這些食物提供營養和甜味，所以你不會只是吸收無用的卡路里而已。一匙未增甜的蘋果醬是另一種結束一餐的愉快方式，你也可以吃1杯冰過的巧克力、香草豆漿、米漿、杏仁奶、燕麥奶，或冷凍的「日式糙米糖漿」。日式糙米糖漿是具有天然甜味的飲料，由甜糙米製成。冷凍的義大利米、不含乳製品的巧克力或水果冰沙，也是能快速完成，而且令人心曠神怡的甜點。你會希望品嚐這些簡單、以水果為主的食譜；它不會塞滿你肚子或讓你的心情低落：

- 棗椰及胡桃球
- 杏仁西點 頁251
- 填餡棗椰
- 新鮮水果盤 頁212
- 燉梅子 頁211

- 神奇果昔 頁212
- 香蕉或芒果拉西 頁213
- 柳橙鳳梨果汁飲料
- 雙莓果果昔
- 南瓜布丁

即食巧克力布丁

不用五分鐘就能製造出很棒的自製巧克力？沒錯！有這種了不起的食譜，你馬上就會相信。

◎材料（約1¾杯）

硬的絹豆腐1½杯（約360公克）、深黑糖¼~½杯、未增甜的可可粉或角豆粉⅓杯、香草萃取物2茶匙、鹽少許（可不加）

◎作法

絹豆腐壓碎，再將所有原料放在食物處理器中攪拌幾分鐘，直到變滑順且呈乳狀為止。在冰箱中冷藏到上菜時間。

◎祕訣

- 以較少量的糖開始，然後再多加一點，視你的口味而定。
- 深黑糖可選擇未漂白的蔗糖或純楓糖糖漿替換。

◎營養成分（¾杯）

卡路里	蛋白質	碳水化合物	脂肪	鈉	膽固醇	纖維質
143大卡	10公克	20公克	4公克	144毫克	0毫克	3公克

金黃布朗尼

不會太甜，不會太濕，這種絕妙的金黃布朗尼就是讚。

◎材料（約12~16個）

全麥麵粉1¾杯、糖⅔杯、無乳製品的巧克力或角豆片½杯、胡桃½杯、鹽½茶匙、硬的絹豆腐½杯、純楓糖糖漿½杯、有機菜籽油或紅花籽油2湯匙、香草萃取物1湯匙

◎作法

❶胡桃剁碎；豆腐壓碎。

❷將烤箱預熱到攝氏175度。在20平方公分的烤盤上噴上不黏的噴霧烤盤油，然後放在一邊。

❸在大碗中混合麵粉、糖、巧克力片、胡桃和鹽。以乾的金屬攪拌器攪拌。

❹在食物處理器或攪拌器中混合豆腐、楓糖糖漿、油和香草萃取物。倒進麵粉混合物中攪拌，直到所有的東西濕度平均。糊狀物會變硬。

❺用湯匙舀取到準備好的烤盤上，烤35分鐘，或直到牙籤插進中心測試沒問題為止。切好上桌前要完全冷卻。

◎營養成分（1個）

卡路里	蛋白質	碳水化合物	脂肪	鈉	膽固醇	纖維質
156大卡	4公克	21公克	7公克	75毫克	0毫克	2公克

熱角豆「可可」

1杯熱角豆「可可」是美食，也是簡單的點心。熱角豆「可可」就算原料中有大量的水，也具有濃稠滋味和牛乳般的味道，令人驚訝。而它的味道

會讓人想起又甜又苦的巧克力。由於角豆比可可粉略甜，因此不需要加太多糖精。

◎材料（1份）

未增甜的角豆粉2湯匙、玉米澱粉或竹芋¼茶匙、水180~240公克、香草萃取物¼茶匙、你選擇的糖精（可不加）

◎作法

❶在小的平底淺鍋中將角豆及竹芋或玉米澱粉攪打在一起。慢慢攪打進水或豆奶，讓混合物盡可能滑順。

❷加熱，時時攪拌，直到冒煙。若使用香草萃取物，可和糖精一起攪拌進去提味。

◎祕訣

- 如果你喜歡的話，可以用未增甜的可可粉取代角豆粉。若你正在戒吃巧克力，也可以將這2種混合起來。
- 這份食譜很容易就可以以等倍以上的數量製作。
- 水可以選擇強化香草豆漿或米漿代替，若使用香草豆漿或米漿，便可省略加入香草萃取物。

◎營養成分（1杯）

卡路里	蛋白質	碳水化合物	脂肪	鈉	膽固醇	纖維質
129大卡	7公克	22公克	4公克	100毫克	0毫克	5公克

酥脆米棒

這種酥脆有堅果味的點心塊，是美味的點心或零食。

◎材料（16塊）

糙米糖漿⅔杯、天然杏仁醬或花生醬¼杯、香草萃取物½茶匙、米麥片2杯

◎加料選擇（選擇1種）

杏仁或胡桃½杯、紅醋栗、葡萄乾½杯、不含乳製品的角豆片½杯

◎作法

❶米麥片事先烤脆；在20平方公分的烤盤上噴上不黏的噴霧烤盤油後放一邊。

❷將糙米糖漿和堅果醬放在小的平底淺鍋中，加熱到醬料變軟且滑順。從爐上移下來，並加入香草萃取物攪拌。

❸在大碗中混合麥片和你選擇的加料，將溫熱的醬料淋在麥片醬上，並用木湯匙小心攪拌，接著趕快進行下一個步驟（如果使用角豆片的話這尤其重要，這樣角豆片才不會溶解）。

❹將醬料均勻放在準備好的鍋子內，用手指輕壓。再把保鮮膜蓋住鍋子，並冷卻直到變硬。切成一塊塊放在緊密容器，儲存於冰箱中。

◎祕訣

・杏仁或胡桃可以稍微烤過再剁碎；紅醋栗、葡萄乾可以用細碎的杏仁替換。

◎營養成分（1根）

卡路里	蛋白質	碳水化合物	脂肪	鈉	膽固醇	纖維質
75大卡	<1公克	14公克	2公克	49毫克	0毫克	<1公克

杏仁西點

杏仁是維他命A和鉀的絕佳來源，這道杏仁西點美味和健康兼具。

◎材料（25~30塊）

杏仁約225公克、熱水（視需要）、開心果½杯、特極細砂糖、切半的開心果（裝飾用）約30個

◎作法

❶開心果剁碎備用；在食物調理機中處理杏仁，磨成滑順的糊狀，需要的話可以添加非常少量的熱水，一次1茶匙，但切記只有在必要的情況下才使用。

❷把手弄濕或上油，這樣糊才不會黏住。將一小團糊揉成彈珠大小的球。在特極細砂糖中揉每顆球，讓球表面沾滿糖霜，並把碎開心果壓在每顆球上做裝飾。最後把成品放進冰箱。

◎祕訣

・杏仁需選擇乾燥而未經硫磺處理過的。

◎營養成分（1份）

卡路里	蛋白質	碳水化合物	脂肪	鈉	膽固醇	纖維質
35大卡	<1公克	7公克	1公克	17毫克	0毫克	<1公克

健康 Smile 35